MAXIME DELAFONT

LES
OLYMPIENNES

Εἴ μοι συνείη μοῖρα
τοὺς κόλακτάς προκαλουμενὴ
τοῖς δικασταῖς χαριζομενὴ

M. D.

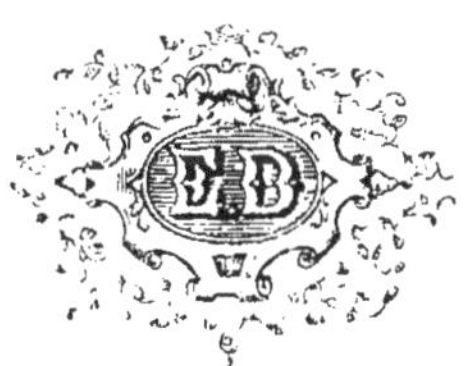

PARIS
E. DENTU, ÉDITEUR
LIBRAIRE DE LA SOCIÉTÉ DES GENS DE LETTRES
PALAIS-ROYAL, 17 ET 19, GALERIE D'ORLÉANS

1865

LES

OLYMPIENNES

MAXIME DELAFONT

LES

OLYMPIENNES

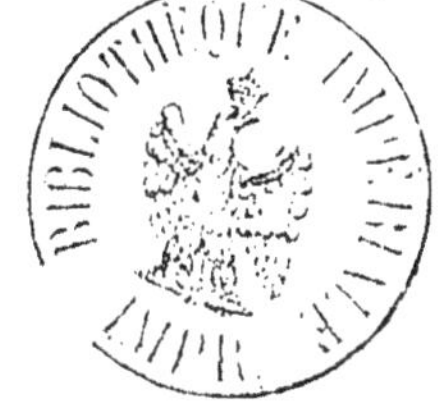

Εἴ μοι συνείη μοῖρα
τοὺς καλαστὰς προκαλουμενῶ
τοῖς δικασταῖς χαρίζομενῶ.

M. D.

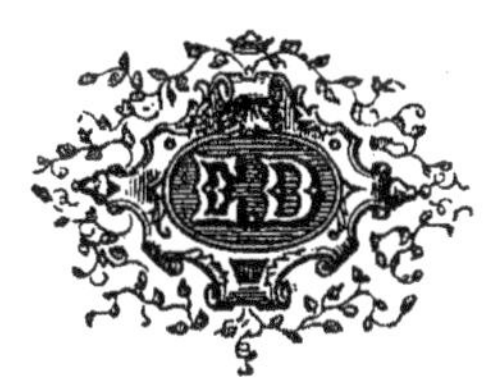

PARIS

E. DENTU, ÉDITEUR

LIBRAIRE DE LA SOCIÉTÉ DES GENS DE LETTRES

PALAIS-ROYAL, 17 ET 19, GALERIE D'ORLÉANS

—

1865

PRÉFACE

Avant d'offrir au public les inspirations de sa muse, le fruit de ses méditations et de ses études, l'auteur de ce livre croit devoir dire à quelle école il appartient.

Il croit devoir, avant d'abandonner sa voile légère aux flots inconstants de la publicité, nommer le pavillon qu'il sera toujours fier d'arborer, même en présence d'une flotte ennemie, afin que ceux qui le verront, dans le calme ou dans la tempête, glisser à travers un lointain vaporeux, sur la crète écumante des lames, reconnaissent que si le navire qui s'abrite à son ombre est petit, et dirigé par la main d'un pilote inexpérimenté, il porte cependant les couleurs d'un grand peuple.

Chacun sait aujourd'hui que le monde littéraire se trouve divisé en trois camps opposés, qu'une rivalité mesquine pousse trop souvent à s'aveugler sur les défauts particuliers à chacun d'eux, et à ne pas reconnaître, chez leurs adversaires, les qualités les plus évidentes, les plus incontestables, celles qu'on ne pourrait leur refuser sans manquer des révélations les plus simples du goût, ou sans outrager les lois inviolables de la sévère équité.

Un sentiment de justice pousse l'auteur de ce livre à reconnaître que chacune de ces trois écoles a des titres plus ou moins grands à sa reconnaissance, mais il se hâte d'ajouter qu'il prétend n'appartenir exclusivement à aucune d'elles.

L'auteur de ce livre a passé plusieurs années de sa vie, la moitié à peu près, dans la solitude et l'étude. S'il informe ses lecteurs de cette particularité, c'est qu'elle n'est pas sans importance à ses yeux, et qu'elle a influé d'une manière fort sensible sur la direction générale et le développement de ses idées.

Livré à lui-même presque au sortir de l'enfance, ou au début de l'adolescence, avant que sa raison fût développée, et son imagination assujettie à suivre

des règles invariables, il a dû prendre l'habitude de
voir, de penser, de juger et d'agir par lui-même. Il
n'a emprunté les yeux de personne, pour grandir à
ses yeux ou rapetisser les objets, l'imagination de
personne pour tracer des tableaux réels ou fictifs
des scènes de la nature et de la vie sociale, la raison
de personne pour juger des phénomènes qui se pas-
saient au-dedans de lui, ou des événements qui se
déroulaient au dehors de lui ; il a vu avec ses yeux,
rêvé avec son imagination, jugé avec sa raison ; et il
a été souvent trompé par ses yeux, déçu par son
imagination, abusé par la faiblesse et l'insuffi-
sance de sa raison ; mais il en a du moins retiré
cet avantage d'avoir quelques idées et quelques
opinions qui lui appartiennent en propre, et qui
n'ont point été puisées dans ce fonds commun d'i-
dées et d'opinions de convention que l'éducation
moderne et l'habitude de la vie sociale font, à tort
ou à raison, accepter à l'esprit de la plupart des
hommes.

Plus préoccupé des objets eux-mêmes que des
noms qui servent à les désigner, il a lu les ouvrages
de Platon, de Sophocle, de Virgile, de Corneille,
sans savoir que Platon, Sophocle, Virgile et Corneille étaient des auteurs classiques, autrement que
par ce qu'il en avait entendu dire sur les bancs du

collége, où, du reste, il est allé malgré lui, et où il est resté le moins de temps qu'il a pu.

L'auteur de ce livre espère être assez heureux pour dire ailleurs toute sa pensée sur l'enseignement que reçoit la jeunesse dans les colléges, sur les bienfaits qu'elle peut espérer pour l'avenir, des habitudes qu'elle y contracte, de l'instruction qu'on lui donne, et du genre de vie qu'elle y mène.

Il lui suffit maintenant de dire qu'il pensait, au sortir du collége, qu'on appelait Platon, Sophocle, Virgile, Corneille, etc., auteurs classiques, uniquement parce que l'on s'en servait dans les classes préférablement aux auteurs modernes, qui, parlant la même langue que les écoliers, en auraient été plus facilement compris et n'auraient pas développé chez eux à un égal degré les facultés qu'on appelle sagacité, entendement, mémoire, association des idées, et bien d'autres qu'il serait trop long d'énumérer.

C'est vers cette époque que les ouvrages de Victor Hugo, de Lamartine, de Musset, de Gautier, tombèrent entre les mains de celui qui écrit ces lignes. Les personnes auxquelles il eut occasion d'en parler lui dirent que c'étaient des écrivains romantiques dont M. Hugo était le chef, et ajoutèrent que ces écrivains n'avaient pas *l'ombre du sens commun*.

Je pensai que l'on appliquait à ces écrivains

l'épithète de romantiques parce qu'ils avaient écrit
des romans, et qu'on appelait Victor Hugo, leur
chef, parce qu'il avait écrit de plus beaux romans
que les autres.

Je me demandai aussi pourquoi l'on m'avait dit
que ces auteurs n'avaient pas l'ombre du sens commun, et, je le confesse à ma honte, je ne pus parvenir à en trouver la raison. J'en demande bien
humblement pardon à ceux que ma déclaration peut
offenser, mais je trouvais les faits et gestes des
Dieux, des déesses, des demi-Dieux et des héros de
l'antiquité racontés par Homère et Virgile, si extra-
ordinaires, si invraisemblables, que la résistance de
Quasimodo qui tint seul en échec dans l'église de
Notre-Dame toute l'armée des gueux, des argotiers,
et des francs-mitous de la cour des Miracles, me
parut très-simple, très-naturelle et fort inférieure
en invraisemblance et en absurdité aux moindres
exploits d'Achille ou de Thésée.

Mais quand l'on m'eut appris que les contes de
Peau-d'âne, de Barbe-bleue, du Petit-Poucet, et les
fables ingénieuses du bon Jean de la Fontaine,
étaient dus à la plume d'écrivains classiques, mon
étonnement ne connut plus de bornes, et je fus un
instant sur le point de penser que les personnes qui
m'avaient parlé pour la première fois si dédaigneu-

sement des écrivains romantiques, avaient commis une méprise, et que c'étaient les auteurs classiques, au contraire, qu'elles prétendaient ne pas avoir l'ombre du sens commun.

L'idée d'établir une comparaison plus sérieuse entre les écrivains de ces deux écoles s'éveilla alors dans mon esprit.

Je relus les tragédies de Sophocle et les drames de Shakspeare, les Géorgiques de Virgile et les Harmonies de M. de Lamartine, les tragédies de Corneille et les drames de Victor Hugo. Mes lecteurs comprennent que, pour être bref et rester dans les limites assignées par l'usage à la longueur d'une préface, je ne puis citer ni tous les écrivains, ni tous les ouvrages que je dus comparer.

La première chose que je remarquai fut que Sophocle avait écrit en grec, Virgile en latin, Shakspeare en anglais, Corneille, Lamartine, Hugo, en français. Tout le monde sait cela, me dira-t-on, et quelle conclusion prétendez-vous en tirer?

Que tout le monde sache ce que je viens de dire, je n'en disconviens pas; mais il n'en est pas moins vrai que le fait seul d'avoir écrit en grec, en latin, ou en toute autre langue, suffit pour établir entre les auteurs des divers pays une distinction très-marquée.

Il suffit, en effet, d'avoir écrit en grec ou en latin,
pour être, à tort ou à raison, compris parmi les écrivains classiques. Il n'en est plus de même en toute
autre langue, et un auteur moscovite sera classique ou romantique selon que dame critique en
décidera.

Ce fait qui semble à quelques personnes fort na-
turel et fort simple, me parut inouï.

Qu'un auteur contemporain s'avise d'écrire une
tragédie en vers latins, conforme, je ne dirai pas à
la Poétique d'Aristote, mais seulement aux règles de
la grammaire et de la prosodie latines, et tout le
monde de s'écrier d'une seule voix que ce poëte mérite d'être compté parmi les auteurs classiques.

Je sais bien que l'Académie française, si toutefois
l'Académie française ne dédaignait pas d'entrer dans
le débat et de me répondre, dirait : Non, cet écrivain
ne sera compris parmi les classiques qu'autant qu'il
se sera conformé aux règles établies par Aristote,
dans sa Poétique.

Je professe pour l'Académie française autant de
respect et de vénération qu'aucun écrivain de mon
époque, mais je me verrais pourtant obligé de lui
répondre : « Parmi vous, messieurs, cela peut être ;
l'écrivain qui fait l'objet de mon hypothèse pourra
n'être considéré par vous comme un auteur clas-

sique qu'autant qu'il se sera conformé aux règles de la Poétique d'Aristote ; mais il n'en sera pas de même dans le public, dans la presse, dans la France, dans le monde, où il sera considéré comme classique parce qu'il aura écrit en latin ; et nous vivons à une époque où l'opinion du public, de la presse, de la France et du monde, mérite d'être prise en considération. »

Que la presse française, que la critique française, que l'Académie française elle-même, si j'osais me permettre de lui donner un conseil, y prennent garde!

Notre nation a trop souvent été accusée par les nations voisines, qui, j'en suis convaincu, nous sont inférieures sous beaucoup de rapports, d'irréflexion et de légèreté, et je dois en convenir à juste titre, pour ne pas hésiter à leur fournir de nouveaux prétextes de critique et de mordante raillerie.

Le second fait qui me parut digne d'attention, fut celui-ci.

D'un côté, les écrivains soi-disant classiques me parurent ne pas se conformer aux préceptes d'Aristote, avec beaucoup plus d'exactitude que les romantiques, et, de plus, je remarquai que les écrivains des deux écoles outrepassaient fréquemment les limites assignées par la nature au génie et aux actions des hommes, et que les auteurs classiques étaient précisément ceux qui s'étaient le plus écartés de ces lois.

Or, il me semble qu'il existe des lois plus invariables que les préceptes d'Aristote, ce sont les lois de la nature; et une autorité plus respectable que l'autorité d'Aristote, qui est l'autorité de la Providence.

Voyant que les écrivains des deux écoles s'écartaient souvent de ces lois et méconnaissaient plus souvent encore cette autorité, j'en conclus qu'ils n'étaient pas plus irréprochables les uns que les autres, et qu'aucun d'eux ne se trouvait à l'abri d'une critique sincère et judicieuse. Je pensai, en outre, que si je prenais pour criterium la Poétique d'Aristote, je courrais autant le risque de m'égarer qu'un navigateur moderne qui chercherait à se frayer une route au milieu de l'océan, en s'aidant des secours que peut lui fournir l'astronomie d'Aristote. Ce grand homme avait, pour son époque, un génie vaste et admirable, et je conviens que ses opinions méritaient d'être prises en grande considération par ses contemporains et même par les savants et les artistes qui se sont succédé après lui, à plusieurs siècles d'intervalle. Mais depuis cette époque, la face du monde s'est renouvelée, les sciences et les arts ont été modifiés et accrus, les peuples civilisés,

la religion divinement transformée, le pôle du
monde s'est déplacé d'une quantité appréciable, et
le soleil lui-même, le roi de notre système plané-
taire, s'est avancé de plusieurs centaines de millions
de lieues vers la constellation d'Hercule. En présence de révolutions aussi grandes, aussi majes-
tueuses, accomplies sans apporter aucun trouble
dans l'ordre admirable qui régit l'univers, il m'a
semblé qu'il serait puéril, j'oserai dire pusillanime,
de redouter les faibles modifications que le cours des
siècles et la succession des théories esthétiques ont
pu apporter dans les unités de temps et de lieu ima-
ginées par Aristote.

Si je ne craignais pas que l'on m'accusât de railler
en traitant un sujet aussi grave, je dirais que, les
hommes sérieux ayant modifié la base fondamentale
de leur système de transactions, qui est, je crois,
l'unité monétaire, les prosateurs et les poëtes, gens
plus frivoles, ont bien le droit de s'autoriser de leur
exemple, et de multiplier ou de subdiviser les unités
de temps et de lieu d'Aristote, comme les gens sérieux ont multiplié l'as des Romains, et subdivisé la
drachme des Grecs.

En invoquant comme arbitre souverain l'autorité
des grands principes de la nature, qui sont les seuls
propres à guider sûrement les hommes aussi bien

dans l'étude des sciences que dans la culture des arts, chacune des deux écoles me paraît avoir les mêmes droits que l'autre à l'approbation et à la critique de la postérité. Les époques se succèdent, les générations se suivent, et nier que la littérature grandisse comme l'humanité dont elle est l'expression, c'est outrager en même temps la raison de l'homme et la sagesse de la providence.

J'ajouterai que toute tentative qui aurait aujourd'hui pour objet de rechercher les moyens les plus propres à immobiliser la littérature, resterait vaine et semblerait coupable, quand même on l'exécuterait en s'appuyant sur l'autorité d'Aristote, et en s'inspirant du génie d'Homère.

Après avoir reconnu qu'il fallait poser de cette façon la question des principes, le choix des mots, des expressions, des tournures particulières aux deux écoles, la coupe des vers, me fournirent de nouveaux sujets d'observations.

On avait eu soin de me dire que le style des auteurs classiques était plus pur, plus châtié, plus correct, plus irréprochable, plus *sain* même, que le style des écrivains romantiques.

Cette affirmation me parut contredite par les faits.

De tous les auteurs classiques, Racine est peut-être celui dont la langue, débarrassée de toute ex-

pression un peu libre, a le plus de ressemblance
avec un parterre du jardin des Tuileries, émaillé de
fleurs éclatantes, mais à peu près dépourvues d'o-
deur ; où les dents grinçantes du rateau semblent
une production mouvante du sol, car elles ne ces-
sent guère d'y passer et d'y repasser pour le dé-
barrasser de toute plante hétérodoxe aux yeux des
jardiniers.

Mais il faut se souvenir que plusieurs tragédies de
Racine ont été composées dans le but d'être repré-
sentées sur le théâtre d'un pensionnat de demoi-
selles, fondé en 1685 à Saint-Cyr, par madame de
Maintenon.

Châtier son style pour de pareils motifs, ce n'est
plus se conformer aux préceptes d'Aristote, et rester
écrivain classique, c'est observer la loi des convenances et rester homme d'honneur.

Un langage plus libre que le sien devant un pareil
auditoire n'eût pas été celui d'un honnête homme ;
et je ne sache pas qu'aucun écrivain romantique, je
parle des écrivains qui se respectent et qui respectent le public pour lequel ils écrivent, placé dans
la même situation, eût manqué plutôt que Racine à
la loi des convenances et aux égards dus à une société de jeunes personnes dans le nombre desquelles
peut compter la sœur ou la fiancée de l'écrivain.

Si nous prenons maintenant pour termes de comparaison les ouvrages qui, n'étant pas destinés à une fraction aussi restreinte du public, mais bien à la société tout entière, ne sont plus assujettis à des règles aussi rigoureuses, les ouvrages parmi lesquels les pères sont libres de choisir, qu'ils peuvent avec connaissance de cause accepter ou rejeter librement du sein de leur famille, où trouverons-nous le plus d'expressions hardies, équivoques, licencieuses même, de termes indécents, de comparaisons grossières, triviales, *shocking*, comme disent nos voisins les Anglais : est-ce chez les classiques ou chez les romantiques ?

Je conviens avec les écrivains classiques contemporains, avec les hommes impartiaux de toutes les époques, de la liberté grande, de la liberté très-grande, prise vis-à-vis du public par le poëte dramatique anglais Shakspeare; je conviens que toutes les épithètes qu'il place dans la bouche de sir John Falstaff et de bien d'autres de ses personnages, n'ont pas été prises dans le vocabulaire de Corneille et de Racine. Mais on doit réfléchir qu'à l'époque où Shakspeare écrivait, l'Angleterre n'avait pas encore vu s'éloigner de son sein les horreurs de la barbarie, et se dissiper autour d'elle les ténèbres du moyen âge. A-t-on le droit d'exiger d'un poëte si grand qu'il puisse être d'ailleurs, la correction absolue, l'irréprochable pureté du style, quand tout ce qui l'entoure parle, ou peu s'en faut, le langage de la force brutale, de la superstition, de l'ignorance, du libertinage et de la fourberie? Non ! Non !

L'œuvre d'un poëte doit être avant tout l'expression de son époque; elle doit être frappée à l'effigie des natures humaines qui gravitent autour de lui. Tout ce que l'on peut demander au poëte, c'est qu'il pénètre la confusion de ce chaos, qu'il en discerne les bons et les mauvais principes; qu'il le domine de toute la hauteur de son génie, et mettant chaque chose à sa place, qu'il le reconstruise tel qu'il l'a vu, tel qu'il l'a compris, pour l'exposer aux regards surpris de la postérité.

Cette œuvre, Shakspeare l'a accomplie dans toute son étendue, et nous devons lui savoir gré de n'avoir pas reculé devant l'immensité d'une semblable tâche, si toutefois l'on doit un tribut de reconnaissance au génie, en même temps qu'un tribut d'admiration.

Ce n'est pas à William Shakspeare, poëte romantique, qu'il faut imputer les incorrections, les négligences de style dont je parlais tout à l'heure, mais bien à William Shakspeare, poëte et citoyen anglais, écrivant vers la fin du seizième siècle, moins de quarante ans après la mort de Henri VIII, le plus scélérat de tous les princes dont les fastes de l'Angleterre puissent s'enorgueillir ; et au moment même où la noble tête de Marie Stuart, lancée par la main sanglante d'Élisabeth, roulait sur les marches de l'échafaud de Fotheringay avec un sourd murmure, qui, répercuté de colline en colline, de plaine en plaine, de forêt en forêt, finit par expirer dans la vallée solitaire d'Huntingdon, en éveillant cet écho formidable et sinistre : Cromwell !...

Du reste, ces incorrections, ces trivialités, qui semblent aux critiques du dix-neuvième siècle déparer les œuvres de Shakspeare, et qui n'en sont, en quelque sorte, que le complément indispensable, ne se rencontrent plus dans les épopées de Châteaubriand, les Méditations de Lamartine, les drames de Victor Hugo, les trois plus grands écrivains romantiques qui aient paru dans ce siècle. — J'écris leurs noms par ordre de date, car, du côté de l'invention, de la puissance lyrique et dramatique, Châteaubriand et Lamartine ne me paraissent pas pouvoir lutter avec avantage contre Victor Hugo.

Quoi qu'il en soit d'ailleurs du mérite respectif de chacun des membres de cette trinité du génie moderne, je n'ai pas mission de le discuter ici, ni même de mettre leurs ouvrages en parallèle avec ceux des grands auteurs païens, dont la contre-révolution littéraire a tenté de faire des demi-dieux.

Tout ce que je prétends établir, c'est que leur langage n'a jamais cessé d'être pur, correct, trop étudié parfois, mais infiniment moins libre que celui des auteurs classiques qui leur sont opposés.

Que diraient nos critiques modernes si, pendant le cours de la représentation d'une comédie sur la grande scène du Théâtre-Français ou même de l'Odéon (en supposant, bien entendu, qu'il soit permis de faire jouer de nouvelles comédies sur la scène du Théâtre-Français ou de l'Odéon), l'auteur de la pièce prenait, vis-à-vis du public, la liberté de placer sur la scène un fleuve noir et fangeux, une barque sur ce fleuve, et dans cette barque trois personnages gravement occupés, l'un à la diriger, les deux autres à débiter d'indécentes plaisanteries ; tandis que pour ajouter, non pas à la couleur, mais bien à l'harmonie locale, les humides habitants de ce fleuve fangeux feraient entendre, à intervalles répétés à peu près égaux, ce chant mélodieux et imitatif du coassement des grenouilles pendant les belles soirées de mai · « Braikaikai coax-coax : braikaikai coax-coax ? »

Nos critiques modernes trouveraient, j'en suis convaincu, une pareille scène de fort mauvais goût,

et s'écrieraient d'une commune voix qu'elle ne peut
être due qu'à la plume d'un écrivain romantique.

Et si, pour ajouter au comique de la situation, ou
plutôt pour imposer silence aux coassements des
grenouilles, l'auteur de la pièce ordonnait à l'un de
ses personnages de faire entendre la foudroyante
comparaison que Socrate semble, dans la comédie
des Nuées, suggérer à Strepsiade, ce formidable *pa-
pappax*, écho lointain du tonnerre éclatant avec
fracas dans les nuages sous l'irrésistible pression du
tourbillon éthéréen : le public contemporain ne cou-
vrirait-il pas de huées cette indécente intervention
d'une raillerie obscène, n'eût-elle pour objet que de
provoquer l'hilarité et non de jeter le ridicule sur
les premières tentatives de l'esprit humain, cherchant à se rendre compte des phénomènes de la
nature?

Sans nul doute.

Mais que quelqu'un ose dire à ce même public si
fort scandalisé de l'inconvenante hardiesse de l'auteur : « Vous avez cru siffler l'œuvre d'un écrivain
romantique moderne, détrompez-vous. Ce que vous
avez sifflé n'est autre chose qu'un épisode comique
inventé par un auteur classique qui écrivait il y a
quelque deux mille deux cent cinquante ans, et se
nommait, je crois, Aristophane. »

Et le public lui répondra :

« Vous moquez-vous ? — Un pareil épisode n'a pu être inventé par un auteur classique ; ils parlent un autre langage ; jamais leur imagination saine et bien ordonnée n'a pu concevoir de telles crudités, lisez plutôt Corneille, et prenez garde :

> Celui qui met un frein à la fureur des flots,
> Sait aussi des méchants arrêter les complots. »

Voilà qui est bien dit. Et je conviens que si les auteurs classiques n'avaient pas cessé d'énoncer de semblables idées, et de parler un pareil langage, ils auraient acquis des droits imprescriptibles à notre reconnaissance, bien plus à notre respect. Mais il n'en a pas toujours été ainsi, et la plupart d'entre eux ont fait vibrer bien d'autres cordes qui n'é-veillent plus dans l'âme humaine des sentiments aussi sublimes et aussi solennels.

J'en citerai comme exemple ces trois vers de Vol-taire à madame la marquise du Châtelet, dans les-quels il fait l'éloge de sa beauté :

> *Bernouilli* dans vos bras,
> Calculant vos appas,
> Eût brisé son compas.

C'est une hypothèse un peu hardie, j'oserai dire

un peu leste, que celle qui consiste à placer dans les bras de madame la marquise du Châtelet le sévère Jean Bernouilli pour le mettre à même de calculer les appas d'une Émilie aussi sensible que savante, dont la Sorbonne, le Parnasse et Cythère se disputaient le cœur avec un égal avantage.

Quelle que fût d'ailleurs la précision et l'habileté avec laquelle l'illustre Bernouilli se servait du compas qu'il sut rendre immortel, il y aurait eu, ce me semble, quelque imprudence de sa part à le briser dans les bras de madame du Châtelet; car c'eût été l'exposer à une blessure sinon mortelle, au moins dangereuse, et, dans tous les cas, lente à guérir. — Je n'ai pas vu qu'Aristote, dans sa Poétique, autorisât aucun poëte à concevoir de semblables hypothèses; et je crois que l'immortel compas du sévère Jean Bernouilli sort de ses attributions purement classiques, dès l'instant où, placé dans les bras de madame la marquise du Châtelet, il tente de suivre les capricieuses ondulations décrites par la courbe de ses appas.

Ces phrases licencieuses, ces expressions équivoques, ces mots à double sens, ne se rencontrent plus chez les écrivains romantiques contemporains, du moins chez ceux qui font autorité et qui méritent d'être placés à côté des grands poëtes et des grands prosateurs de l'antiquité.

Quant à ce qu'on pourrait appeler le pathos romantique, il n'est, je crois, que la contre-partie de l'amphigouri classique ; car les exagérations vont par couple comme les tourterelles, et détruire l'une c'est prendre le meilleur moyen de faire périr l'autre. Au reste, quand il s'agit de pathos ou d'amphigouri, on n'a guère le droit d'être difficile, ou, plutôt, il faut être intraitable et n'en accepter aucun, de quelque part qu'il vienne, et quel que soit le nom sous lequel il se présente à nous.

J'ai compris M. de Chateaubriand parmi les écrivains romantiques : je ne serais pas surpris de voir cette assertion éveiller quelques contradicteurs. Voici ce que je crois devoir répondre par avance aux personnes qui me feront l'honneur d'énoncer une opinion opposée à la mienne, en ajoutant que si mes explications ne leur paraissent pas suffisantes, je suis prêt à leur en donner d'autres, qu'il ne leur sera pas aussi aisé de faire tourner à leur avantage.

M. de Chateaubriand est l'auteur d'*Atala ;* M. de Chateaubriand s'est embarqué en 1790, dans le but de découvrir, au nord-ouest de l'Amérique septentrionale, une route inconnue vers les Indes.

Mais Atala me paraît un ouvrage essentiellement romantique. Non, parce qu'*Atala* est un roman :

notre langue s'est enrichie des traductions de plusieurs romans écrits par les auteurs Grecs, qui ne sont pas romantiques le moins du monde, mais par ses tendances morales, par les aspirations que l'héroïne du livre ne croit pouvoir satisfaire qu'au sein de l'infini.

Or, les auteurs païens (c'est les classiques que je veux dire) connaissent Mars, Jupiter, Vénus, Mercure, Apollon, Thétis, Eole, Pan, Flore, Vertumne, Amphitrite; mais ils ne connaissent pas l'infini.

Ils ne demandent rien à l'infini, ils ne voudraient pas même en accepter l'air qu'ils respirent, s'ils soupçonnaient que c'est l'air de l'infini qu'ils respirent, et non celui d'Eole, fils de Mélanippe.

En outre, comme je l'écrivais tout à l'heure, M. de Chateaubriand s'est embarqué, en 1790, dans le but de découvrir, au nord-ouest de l'Amérique septentrionale, un passage encore inexploré qui conduisît aux Indes orientales.

Un auteur classique peut, à la rigueur, s'embarquer.

La plus vraisemblable et la mieux accréditée des traditions qui rapportent l'histoire du poëte Homère, dit que ce poëte, né à Smyrne, s'embarqua pour se rendre à Chio, où il fonda une école de musique; qu'ayant ensuite conçu le projet d'écrire l'Iliade, il

voyagea pour s'instruire, visita les Sporades, et fut
terminer sa vie dans la petite île d'Ios, l'une des Cy-
clades.

Son rival de gloire et de génie, Virgile, l'immortel ami d'Auguste et de Pollion, ne craignit pas
de se rendre par mer à Athènes; mais à son retour
il tomba malade à Mégare, et mourut en abordant à
Brindes, en Calabre.

Ces deux exemples suffisent pour prouver victo-
rieusement qu'un auteur classique peut, s'il le juge
à propos, confier sa vie à une galère, voire même à
un navire de construction moderne, brick, lougre
ou goëlette, bien qu'il lui faille pour cela, comme
Horace prend soin de nous l'apprendre, entourer sa
poitrine d'un triple airain.

Mais ce qu'un auteur classique n'a jamais fait, ce
qu'il ne conviendrait pas qu'il fît, ce serait de prendre la mer dans le but d'aller découvrir des régions
jusqu'alors inexplorées.

Pour un écrivain classique vraiment digne de ce
nom, il ne reste rien à découvrir, rien à apprendre,
rien à chercher; — l'antiquité a tout découvert, tout
enseigné, tout trouvé; — Aristote signalant l'Iliade,
c'est Christophe Colomb découvrant les récifs qui
ferment la baie de San-Salvador.

M. de Chateaubriand n'a pas découvert le passage

qu'il cherchait au nord-ouest de l'Amérique septentrionale, mais il a pensé qu'il resterait encore à un homme qui saurait par cœur les écrits d'Aristote, *quelque chose* à apprendre, et c'est pour ce motif que j'ai compté M. de Chateaubriand au nombre des écrivains romantiques.

Il me reste à entretenir mes lecteurs des prétendues innovations faites dans la coupe des vers par les écrivains de l'école romantique, notamment par Victor Hugo. Je parlerai brièvement sur un sujet qui n'intéresse guère que les poëtes, et seulement pour répondre à ce qui me paraît être un faux acte d'accusation.

On a dit : « Les écrivains romantiques ont innové.» Point du tout.

Les écrivains romantiques se sont, au contraire, en ce qui regarde la coupe des vers, rapprochés des anciens; ils ont été plus royalistes que le roi, ou, ce qui est la même chose, plus classiques que Racine et l'Académie.

Les écrivains romantiques, Victor Hugo en tête, ont fait *basculer* la balance hémistiche, mais ce n'est point là une nouveauté pour quiconque a reçu les premières notions de la prosodie latine.

Cette balance hémistiche, Virgile l'a fait basculer lui-même, bien longtemps avant Victor Hugo.

Je n'en veux citer qu'un exemple, et cet exemple
sera le premier vers de la première églogue des
Bucoliques de Virgile que l'Europe classique tout
entière a récité sur les bancs du collége :

Tityre, tu patulæ recu | bans sub tegmine fagi.

Croit-on que ce vers de Racine:

Est-ce toi, chère Élise. O jour trois fois heureux !

ressemble autant au vers classique de Virgile, qu'un
des vers de Victor Hugo dans lesquels il fait basculer l'hémistiche, comme celui-ci :

Je vous hais. Vous avez | pris mon titre et mon bien?

Non, certes.

Et l'école romantique se fût rapprochée encore
davantage de la prosodie classique latine, si elle eût
osé faire *basculer* la balance hémistiche, en coupant,
comme l'a fait Virgile, un mot en deux morceaux,
de la manière suivante :

Madame, sachez com | bien je vous aime encore.

C'est ce que les écrivains romantiques ont fait trop
rarement pour que l'on puisse considérer cette innovation comme étant acceptée par la langue française.

Comme je n'écris point ici un traité de prosodie, mais seulement une préface, il ne m'appartient pas de décider si notre langue aurait quelque chose à gagner ou à perdre, en se rapprochant ainsi des premiers modèles dont le génie de nos poëtes s'est inspiré.

On a reproché aussi à l'école romantique, comme une innovation coupable, le fait de rejeter d'un vers au suivant, un ou plusieurs mots, servant à compléter ou à modifier le sens du premier vers. Ce n'est point du tout une innovation, mais bien une imitation des anciens.

J'en citerai pour exemple les cinq premiers vers de la première *Géorgique* de Virgile, où l'on peut compter, je crois, le nombre des rejets par celui des vers :

> Quid faciat lætas segetes, quo sidere terram
> Vertere, Mecenas, ulmisque adjungere vites
> Conveniat, quæ cura boum, qui cultus habendo
> Sit pecori, atque apibus quanta experientia parcis,
> Hinc canere incipiam[1]...

---

[1] Je chanterai maintenant les travaux qui rendent les moissons abondantes, je dirai dans quelle saison il convient de labourer la terre, de lier les ceps de vigne aux ormes, les soins que l'on doit avoir des troupeaux, et les moyens qu'il faut employer pour élever les essaims légers des abeilles.

(Virgile, Ire Géorgique.)

A ceux de mes lecteurs qui diraient : « Virgile n’est pas un poëte assez ancien, assez classique, pour que son autorité puisse décider la question sans appel. »

Je citerai les quatre vers suivants empruntés au sixième chant de l’*Iliade* d’Homère :

Ὦ πέπον, ὦ Μενέλαε, τίη δὲ σὺ κήδεαι αὔτως
Ἀνδρῶν; ἦ σοὶ ἄριστα πεποίηται κατὰ οἶκον
Πρὸς Τρώων· τῶν μήτις ὑπεκφύγοι αἰπὺν ὄλεθρον,
Χεῖράς θ’ ἡμετέρας[1].

Ce ne sont point là des exceptions, mais bien la syntaxe tout entière des prosodies grecque et latine.

Les deux exemples que je viens de citer suffiront, je l’espère, pour montrer que certains vers peuvent, comme certaines plantes, se reproduire avantageusement par rejets ou par marcottes, et pour confondre les prétentions de certaines personnes qui s’écrient : Innovation ! chaque fois qu’elles voient faire une chose qu’elles n’ont jamais faite, ou qu’elles

---

[1] AGAMEMNON A MÉNÉLAS,

O lâche, ô Ménélas, pourquoi t’inquiètes-tu ainsi de ces hommes ; certes, tu as été bien traité par les Troyens dans ta propre maison : qu’aucun d’eux n’évite nos mains, n’échappe à une mort certaine.

(HOMÈRE, VIe chant de l’*Iliade*.)

seraient incapables de faire, comme une bonne action ou une belle œuvre.

En encourageant par ses paroles, en autorisant par ses exemples, ces prétendues innovations, le chef de l'école romantique, Victor Hugo, homme d'un vaste savoir en même temps que poëte d'un génie profond et élevé, savait bien qu'il coulait la langue poétique française au moule qui avait assoupli, accidenté, mouvementé, la langue poétique des Grecs et des Romains. Car cet homme extraordinaire, qui vit toujours le fond des choses dont la plupart de ses contemporains n'apercevaient que la superficie, comprenait parfaitement que l'étude des langues grecque et latine perdant chaque jour du terrain, et voyant diminuer le nombre de leurs initiés à mesure que les littératures modernes s'enrichissaient de nouveaux chefs-d'œuvre et s'augmentaient de nouveaux poëtes, l'heure était proche, où les écrivains français refuseraient de s'alimenter aux sources qui ont vivifié pendant dix-huit siècles les langues européennes ; aussi voulût-il faire en sorte que les écrivains de son pays pûssent s'inspirer de ses ouvrages comme il s'était lui-même inspiré d'Homère, et posséder sans travail une langue qu'il avait su rendre souple, harmonieuse, mouvementée, comme les langues de Virgile et d'Homère.

Ce qui établit une ligne de démarcation bien nette entre les ouvrages de l'école romantique et ceux de l'école d'Aristote, ce n'est donc pas la forme, puisque l'école romantique a rapproché la littérature française des littératures grecque et latine en établissant entre elles autant de points de similitude que le génie de notre langue le permettait, — c'est l'esprit.

En effet, l'esprit de l'école d'Aristote, c'est le paganisme.

L'esprit de l'école romantique, c'est le christianisme.

Rendez à Victor Hugo les trente-six mille dieux et déesses de l'antiquité et il abjurera incontinent le romantisme; il prendra pour précepteur Aristote, et Racine pour modèle.

Ainsi le véritable auteur de la révolution littéraire qui s'est accomplie dans ce siècle, ce n'est pas Shakespeare, ni Chateaubriand, ni Lamartine, ni Victor Hugo : — c'est Jésus-Christ !

C'est Jésus-Christ qui a dit à Réné : souffre ! — à Quasimodo : aime ! — à Marion Delorme : espère !

La littérature de Racine gardait l'empreinte du sabre, la littérature de Chateaubriand et de Victor Hugo est marquée du sceau de la croix.

« Les poëtes modernes, a-t-on dit, ne savent plus
écrire de vastes poëmes épiques comme l'*Iliade* ou
l'*Énéide*, et cela suffit pour établir, aux yeux de la
critique, la supériorité des anciens. »

Pour qu'un poëte ne puisse pas faire ce qu'un
autre poëte a fait avant lui, il faut que ce poëte ait
quelque chose de moins, ou bien quelque chose de
plus que son devancier.

Or, les poëtes modernes ont, à la fois, quelque
chose de moins que les poëtes anciens et quelque
chose de plus. Ce qu'ils ont de moins, c'est le génie
de l'antiquité, ou le paganisme ; ce qu'ils ont de plus,
c'est le génie de l'âge moderne, ou le christianisme.

Ce n'est donc pas entre les ouvrages des poëtes
anciens et des poëtes modernes qu'il faut décider :
c'est entre le génie de l'antiquité, qui est le paganisme, et le génie des temps modernes, qui est le
christianisme.

Que la critique se prononce donc franchement,
non pas entre les hommes qui représentent deux siècles ou deux idées (la nature n'établit jamais d'infé-
riorité entre eux : Galilée vaut Euclide, Newton vaut
Archimède), mais entre les deux siècles ou les deux
idées ; qu'elle choisisse entre les trente-six mille
dieux et déesses d'Homère, et le dieu de Chateaubriand : entre le Calvaire et l'Olympe !

Ou plutôt que la critique ne se prononce pas : choisir serait toujours protester contre la loi providentielle. Qu'elle accepte les événements accomplis. Le paganisme a fait son temps et compté ses héros; le christianisme est venu à son heure amenant à sa suite un cortége innombrable de grands hommes dont notre siècle à peine a vu défiler les premiers rangs.

Il a fallu dix-huit cents ans pour pénétrer nos mœurs du génie du christianisme et le faire passer dans notre langue, où il restera désormais fixé par les immortels ouvrages de Chateaubriand, de Lamartine, de Hugo.

La critique française trouverait-elle que ce n'est point assez ?

Serait-elle disposée à livrer de nouveaux combats au génie des temps modernes ? Qu'elle le fasse si elle l'ose !

Je doute qu'elle se retire de la lutte en conservant l'avantage; mais le monde ne perdra rien à ce qu'elle provoque de nouveau la manifestation d'un génie qui a tout promis et qui peut tout donner.

L'auteur de ce livre n'a encore rien dit de l'école du *bon sens*, la troisième en date, la plus petite en nombre, la dernière en génie des trois écoles qui divisent le monde littéraire contemporain. C'est avec

intention qu'il a omis de lui assigner un rôle dans
les questions qu'il vient de discuter sous les yeux de
ses lecteurs.

En voici la raison :

L'école du bon sens n'est pas seulement l'école de
quelques poëtes, de quelques prosateurs, c'est l'é-
cole du genre humain.

Il n'est pas nécessaire d'être écrivain pour appar.
tenir à cette école, il suffit de ne pas avoir l'esprit
aliéné; et dans ce cas encore, où pourrait-on être
mieux placé que sur les bancs de l'école du bon
sens ?

Dire : j'appartiens à l'école du bon sens, c'est
comme si l'on disait : la nature m'a élevé à l'école
de l'ouïe ou de la vue.

Tous les hommes dont les facultés sont entières
ont du bon sens, comme ils ont de l'imagination,
de la raison, de la mémoire, de l'ouïe, du toucher,
du goût, de l'odorat, de la vue : le plus ou le moins
fait en cela toute la différence.

Il ne faut pas être si ridicule ou si ambitieux que
de prétendre détourner à son profit une faculté qui
n'a jamais cessé et qui ne cessera jamais d'appartenir à tout le monde.

L'auteur de ce livre est trop jeune, trop inexpérimenté, trop habitué à s'entendre dire par les per-

sonnes qui l'entourent qu'il n'a pas le sens commun,
pour prétendre à compter dans les rangs des écrivains de l'école du bon sens.

Il ne lui appartient pas davantage de déterminer
la nature des rapports qui existent entre le bon sens
et le sens commun, ni de dire jusqu'à quel point ces
deux sens peuvent différer l'un de l'autre.

Ce qui lui semble incontestable, c'est que le sens
le meilleur est celui qui réunit à la fois les deux con-
ditions de délicatesse et de force, de souplesse et de
fermeté, celui qui place l'homme dans une com-
munion plus intime et plus forte avec la nature qui
l'environne.

L'auteur de ce livre pense, en outre, que les sens
sont toujours bons quand ils existent, et que dans
cette question comme dans toutes les autres le point
essentiel est d'en avoir.

Mais j'en ai dit assez à ce propos ; les sujets frivoles
ne peuvent donner lieu qu'à de vaines paroles.

En résumé, l'auteur de ce livre pense que si les
grands poëtes romantiques n'ont pas écrit de vastes
poëmes épiques comme l'*Iliade* ou l'*Énéide*, ce n'est
pas que le génie leur ait manqué ; mais l'humanité ayant achevé de traverser le cycle de l'héroïsme guerrier, de tels poëmes n'étant plus dans
nos mœurs, ni même dans nos traditions, ne de-

vaient plus se reproduire dans les langues européennes.

« Mais la grande épopée du règne de Napoléon Ier,
m'objecteront quelques critiques, est-elle si loin de
nous que vous l'ayez déjà oubliée, et pensez-vous
qu'elle ne doit pas compter parmi les épopées du
cycle de l'héroïsme guerrier ? »

L'auteur pense en effet que l'épopée du règne
de Napoléon Ier ne serait point à sa place, parmi
celles de Virgile et d'Homère.

Dans les épopées appartenant au cycle de l'héroïsme guerrier on n'éprouvait d'admiration que
pour la force physique et le courage des héros. Je
ne vois nulle part Homère nous entretenir des talents
militaires d'Achille ou d'Agamemnon ; quand il parle
des ruses employées par l'artificieux Ulysse, il semble
plutôt railler sa prudence qu'applaudir à son habileté. Dans l'épopée du règne de Napoléon Ier, au contraire, ce que nous admirons le plus c'est le génie
individuel de l'homme ; le courage est déjà une qua-
lité secondaire, et il n'est plus même question de la
force physique du vainqueur de tant d'armées.

Aussi, l'enthousiasme que son nom a excité en
Europe n'a-t-il été qu'un hommage rendu à l'étendue
et à la puissance de ses facultés intellectuelles.

Napoléon Ier a été l'homme envoyé par le destin,

non pour rouvrir et recommencer l'ère des Césars,
mais pour détrôner à jamais la guerre, et montrer
que le plus vaste génie serait désormais impuissant
à faire prédominer sur la terre l'influence de Mars,
à ramener les luttes gigantesques des temps héroï-
ques et des siècles qui ont précédé et suivi immédia-
tement l'avénement du christianisme.

Napoléon ayant échoué, quel homme osera désormais renouveler une pareille tentative?

S'il en existe un, qu'il se mette à l'œuvre, qu'il
essaye; mais j'appréhende pour lui une fin moins
glorieuse, et si prompte, qu'elle n'inspirera à personne le désir de l'imiter.

Que l'on compare, si l'on veut, les jugements
portés par la voix des peuples, jugements empreints
quelquefois d'une vérité si profonde, que l'on a été
souvent tenté de confondre la voix des hommes avec
celle de la divinité.

Lorsque César rentrait à Rome, assis sur le char
des triomphateurs, entouré de l'élite de ses légions,
et suivi de soldats barbares criant à tue-tête :
« Romains, cachez vos femmes!... » son gai sourire
épanouissait tous les visages, et le peuple appelait
Jules César, l'heureux, le fortuné, le favori des dieux.

— Au contraire, la froide gravité de Napoléon vainqueur frappait la foule d'étonnement, attristait et

_ effrayait tous les cœurs ; — on devinait qu’un poids terrible devait retenir cette âme prête à s’abandonner à l’ivresse du triomphe ; on pressentait quelque catastrophe inévitable, quelque réparation achetée au prix du sang et de la gloire de tout un peuple, et l’on appelait Napoléon *l’homme du destin !*

Il n’était pas conduit par la fortune, mais entraîné par la fatalité ; et si les maris ne cherchaient pas à lui cacher leurs femmes, les mères s’efforçaient de lui dérober leurs enfants.

Ce maître des rois, ce dispensateur des couronnes de l’Europe, gardait vis-à-vis de lui-même l’attitude d’un criminel repentant.

Jules César semblait, aux yeux de l’antiquité, l’incarnation de la force, ou, si l’on veut, du génie de la force qui triomphe, et se nomme Victoire ; Napoléon paraît aux nations modernes représenter le génie de la victoire qui se repent, qui se transforme, et se couvre du voile de l’expiation.

Car César, lui, n’a rien expié.

Il est mort comme un Romain, comme un païen, comme un athée. — Il s’est agenouillé aux pieds de la statue de Pompée, s’est drapé dans les plis de sa toge, et a courbé la tête en disant dans son âme et conscience :

« Frappez, lâches coquins, je vous méprise ! — Ni

l'âme ni la chair de César ne redoutent la douleur. Assassinez-moi, car en réunissant tous vos esprits on n'en formerait pas un génie égal à celui de César. Frappez sans honte, vous me trouverez sans peur.— Si mon fils Brutus n'était parmi vous, je me relèverais pour vous cracher mon âme au visage!... »

La Providence a placé bien près l'un de l'autre les berceaux de César et de Napoléon, et leurs tombes bien loin!

L'Océan les unit, l'Évangile les sépare.

Pour en finir avec cette querelle fâcheuse, bien qu'un peu plaisante, des classiques et des romantiques, qui, comme la première guerre de la Fronde, a coûté plus d'esprit qu'elle n'a fait répandre de sang, l'auteur de ce livre dira que des deux éléments inséparables dont se composent toute littérature et toute poésie: l'un, l'inspiration qui donne naissance aux productions de l'esprit, lui semble devoir rester essentiellement romantique; l'autre, au contraire, la syntaxe ou la prosodie, qui oblige ces productions à revêtir, dès l'instant de leur naissance, une forme antérieurement déterminée, lui paraît être, et devoir rester, essentiellement classique.

L'auteur prétend n'employer, en aucune façon, le mot classique comme synonyme du mot invariable. Il pense, au contraire, que syntaxe et prosodie doivent subir, sans se plaindre, les modifications que leur imposeront toujours les peuples, les époques, les langues, les événements et les milieux différents qu'elles sont destinées à traverser.

J'ai dit prosodie ou syntaxe, et non poétique. Toute poétique paraît, aux yeux de l'auteur, une étude du passé, mais non un guide pour l'avenir. C'est une lampe suspendue aux murailles humides d'une catacombe pour diriger les pas du voyageur dans le labyrinthe du passé, mais ce n'est pas un phare sur la lumière duquel il puisse compter pour le guider sûrement sur l'océan de l'avenir.

Il ne reste plus à l'auteur de ce livre, pour avoir rempli sa tâche et terminé cette préface qu'il craint d'avoir faite trop longue et trop fastidieuse, qu'à tenir la promesse qu'il a faite à ses lecteurs, en leur disant à quelle école il appartient.

Que ses lecteurs voient et décident eux-mêmes.

L'auteur de ce livre a lu et étudié partout :

Sur les bancs du collége, au milieu du bruit des villes, au bord des fleuves, à l'ombre des forêts ; sous le porche des églises, sous la voûte du ciel, sur les flots de la mer ; sous la fenêtre des rieuses jeunes filles, sur le banc des vieillards chargés de deuil et d'années ; dans la tristesse et dans la joie, dans la santé et dans la maladie ; entre le rire et les larmes ;

chez les opulents et chez les misérables ; chez les savants qui l'ont laissé ignorer, chez les ignorants qui lui en ont trop appris ; sentant tout ce qu'il ne pouvait comprendre, comprenant ce qu'il ne pouvait sentir ; parmi les brebis timides et les pasteurs inquiets ; parmi les maîtres et les esclaves, les hommes et les bêtes, les bêtes et les choses ; la lumière et l'obscurité, le doute et la foi ; la création qui marche et la créature qui doute ; la lumière qui avance et les ténèbres qui luttent et ne veulent pas reculer ; la vie qui apporte un berceau, la mort qui emporte un cercueil ; entre le bien et le mal, le vice et la vertu ; étonné, curieux, attristé : cherchant le fond de toute superficie, la vérité de tout mensonge, le bien de tout mal, la raison de toute chose, la folie de chacun ; confondu à chaque instant par l'éclatante bonté de la Providence, effrayé chaque jour par la marche rigoureuse et inflexible du destin ; lisant un livre pour en retenir une page, vivant une année sans en garder un jour ; sentant la terre osciller sous son pied, et le ciel s'élever au-dessus de sa tête ; respirant l'infini ; demandant l'éternel ; stoïque hier, lâche aujourd'hui ; tantôt pygmée, tantôt héros, homme enfin ; cherchant à fixer au dedans de lui l'empreinte de ce qu'il voyait au dehors de lui ; étudiant chaque chose, interrogeant chaque homme, sondant tout mystère ; devinant plus qu'il ne comprenait ; heureux de tout bien, souffrant de tout mal ; honteux de toute faute, fier de toute gloire ; humble d'esprit, orgueilleux d'âme ; confiant dans les faibles, se défiant des forts ; aimant Dieu pour sa bonté et le craignant pour sa justice ; toujours et partout, l'auteur de ce livre a pensé qu'il existait un maître meilleur qu'Aristote, un poëte plus grand qu'Homère, que Shakespeare, que Hugo — qui se nomme la Providence ; — une école plus grande et meilleure que l'école classique, que l'école romantique — qui s'appelle la nature : — c'est de ce maître que l'auteur de ce livre est heureux de recevoir des leçons ; c'est à cette école qu'il est fier d'appartenir !

MAXIME DELAFONT.

Mai 1864.

LES OLYMPIENNES

Je dédie ce livre à mon père, qui m'a donné la lyre ;
à Victor Hugo, mon maître, mon hôte, qui, le premier,
m'a enseigné la manière de m'en servir.

M. Delafont.

A VICTOR HUGO

JERSEY ET GUERNESEY

I

Ces deux îles sont près l'une de l'autre : ô maître,
Et pour les distinguer, il faut bien les connaître.
Toutes deux sont l'asile ouvert aux noirs autans,
Avec le même aspect, les mêmes habitants,
Les mêmes vallons pleins d'herbe verte et d'eau vive,
La même mer montant de l'une à l'autre rive;
Et des galets pareils par les flots arrondis,
Et des écueils nombreux, et des marins hardis;

Et des chevreaux broutant près des antres sauvages,
Des rochers soucieux, et de riants cottages,
Où le liseron grimpe en festons sur les toits ;
Et des halliers obscurs, et des sentiers étroits,
Que ferme au voyageur l'aubépine des haies ;
Avec des caps pareils, et de modestes baies
Où le yacht élégant lutte avec les dauphins,
Où l'on ne pourrait pas cacher deux brigantins ;
Qui semblent, dans le calme, une bouche d'amante,
Et, pendant la tempête, une gueule béante !

Ces deux îles sont près l'une de l'autre : en mer
Ces deux récifs que va battre le flot amer,
Montant à l'horizon comme deux tours jumelles,
De l'immense Océan paraissent deux mamelles,
Dont quelque noir Titan contractant à souhait
Ses lèvres de granit, fait ruisseler le lait !

II

Elles sont là, pourtant, ces deux sœurs intrépides,
Comme deux bastions battus des flots rapides ;
Comme deux grands esquifs que l'Océan breton
Voudrait de Saint-Malô conduire à Southampton.

Qui les distinguerait, pendant la houle, au large,
De maître-lamaneur mériterait la charge;
Et pour les rallier, dans la tempête, au loin,
Il faudrait être né dans Serk, ou Malouin!
Lorsque la nuit est sombre, ou qu'une brume épaisse
Sur les flots apaisés de l'Océan s'abaisse:
Que saint Lô vienne en aide aux pâles nautonniers
Qui font porter le cap en travers des Minquiers!
Car le péril est grand, les passes incertaines;
Les brisants inconnus s'y comptent par centaines;
Et l'onde qui les couvre est un perfide appui.
Les naufragés d'hier font à ceux d'aujourd'hui
Signe que le sommeil éternel est tranquille,
Et que la mer, des morts est le plus sûr asile.
Tout phare est un rocher, tout port est un écueil.
La Corbière aboie aux tours de Mont-Orgueil;
Les âmes que retient dans ses grottes sans nombre
Le vieux géant Pléemont, fondent sur la mer sombre,
Et pleurent, demandant leurs corps aux flots troublés!
La nue entend gémir les Tritons essouflés;
Les Nixes font la guerre aux pâles Néréides;
Tous les monstres fuyant leurs retraites humides,
Aux grèves que les flots font blanchir dans la nuit,
Malgré l'effort des vents, le choc affreux, le bruit
Des lames, où la foudre en zigzags se déploie,
Aux dents des noirs rochers vont demander leur proie;
Car le crabe hideux aime à vivre de chair,
Et le vent doit donner pâture au gouffre amer!

III

Nids pour les alcyons, abris pour les corsaires,
Ces deux îles sont là dans l'ombre, solitaires
Comme deux sœurs qu'unit un semblable destin.
Elles ont vu César paraître, et Duguesclin
Fuir, ayant à Jersey rompu sa bonne lance,
Pour rendre ses drapeaux mutilés à la France !
Elles sont là, portant de la terre le deuil,
Car l'Océan les a conquises sur le seuil
Du duché que Rollon appelait Normandie,
Que voulut nous ravir l'Angleterre étourdie,
Et paraissent, dressant leurs têtes sur les eaux,
Les gantelets géants des deux peuples rivaux !

Les gages de la lutte, et non de la victoire...
Les deux hérauts sonnant le clairon pour l'histoire,
Phares pour Saint-Malô, récifs pour Albion,
Cachant l'aire de l'aigle à l'antre du lion,
Défiant l'Océan et menaçant la terre,
Gardant la France à vue et bravant l'Angleterre,
Brisant les flots domptés et riant des boulets
Que lui lancent parfois deux flottes, feux follets

Brillant pour égarer les marins en démence
Qu'elles vont voir sombrer dans l'Océan immense!

Tout se brise en heurtant leur formidable seuil,
Et, reines, ces deux sœurs pour empire ont le deuil.
Leurs trônes de granit semblent deux mausolées;
Le pétrel hante seul leurs grèves désolées,
De nuages grondants leur front est couronné,
Le crabe se suspend à leur sein décharné.
Lorsque l'ennui les prend de leurs destins moroses,
Ces perfides, cachant leurs écueils sous les roses,
Font fleurir le bleuet aux fentes du granit,
Offrent au passereau de l'herbe pour son nid,
Tapissent de lilas, de pervenche et de lierre,
Leurs jardins suspendus sur l'onde; — cimetière! —

Mais, pour purifier leur seuil tant éprouvé,
Quelque chose de grand leur était réservé.

IV

Quand les premiers rayons de la gloire, poëte,
Lauriers éblouissants, ceignaient ta jeune tête,
Quand la France, attentive à tes premiers accents,

De ta lyre attendait ou le blâme ou l'encens,
Et souriait aux vers dictés par ton génie,
Pour ses hauts faits loués, ou ses hontes punie,
Songeant à l'Empereur par l'Europe proscrit,
Deux îles tour-à-tour te vinrent à l'esprit ;
Et tu chantas ces deux étapes de la gloire,
Ces deux îlots prenant tant de place à l'histoire,
Que l'avenir parut n'en plus garder pour lui.
Le passé s'éclipsait comme s'il n'eût pas lui,
Et chacun s'étonnait qu'une invisible chaîne
Fît graviter le monde autour de Sainte-Hélène !

Ah ! c'est que le génie a toujours survécu
A l'homme, — et qu'un Titan proscrit n'est pas vaincu !
C'est que son œuvre vit, éternelle, admirable ;
Que pour la foudre même, elle est invulnérable ;
C'est qu'on ne peut heurter la volonté de Dieu
Qui sème le génie à son heure, en son lieu,
Pour le faire fleurir immortel, dans l'histoire,
Épi qui doit donner une gerbe de gloire !
Hymne, d'abord, ton chant finit par un sanglot.
De l'homme du destin, l'exil était le lot ;
Mais cet exil le fit plus grand que son épée ;
Et sa gloire, poëte, était-elle usurpée,
Quand ses rayons, pareils au soleil, globe ardent,
Partis de l'Orient, embrasaient l'Occident ?

Tu ne le pensais pas ainsi : ta voix émue

Plaignit l'aigle déjà remonté dans la nue;
Ton cœur pour cette gloire eut un fier battement.
Avais-tu donc alors quelque pressentiment
Du lien qui devait unir vos destinées,
Pareilles, de génie et de deuil couronnées;
Suivant le même cours, gravant la même loi
Au front de l'Empereur et du poëte-roi?
Prévoyais-tu déjà cette épreuve sublime;
Aiglon, enviais-tu l'aigle sur cette cîme;
Pensais-tu qu'il faudrait le glorieux affront
Des flots de l'Océan pour azurer ton front?...

Peut-être?... les hauteurs de l'âme, inaccessibles,
Ont des prévisions pour les dieux seuls visibles;
L'infini des Titans est le vrai Panthéon,
Reste, Hugo, près de Dante et de Napoléon!

Novembre 1865.

PARIS

I

La cité maîtresse du monde,
Ce n'est pas Londres, ni Pékin;
Ce n'est plus la Rome inféconde
Que l'on revendique à Turin;
Ce n'est pas Byzance, où s'attarde
Le Croissant, fier d'un long chemin;
Naples, que le Vésuve garde,
Ce n'est pas Vienne, ni Berlin.

Ce n'est pas Venise Amphitrite,
Qui, mariée au lâche Haynau,
Voudrait, tant cet époux l'irrite,
Jeter dans la mer son anneau;
Venise, veuve de ses doges,
De ses sombres inquisiteurs,
Qui fait de ses palais des loges
Pour recevoir ses visiteurs.

Venise, autrefois république,
Et tyran féminin du Pô,
N'est plus qu'une ombre romantique
Sans or, sans flotte, sans drapeau.
Hélas! tu dois le reconnaître,
Saint-Marc, ton lion est un chien;
Qui, tôt ou tard, prendra pour maître
Le Savoyard ou l'Autrichien.

Gênes a des peines communes :
Elle n'est rien; et tu n'es plus
La belle vierge des lagunes,
Baignant dans la mer ses pieds nus.
Tu n'es plus la Venise antique,
La rivale des empereurs,
La souveraine magnifique,
L'amante aux perfides faveurs :

Nul ne recherche tes caresses,
Nul ne te demande un baiser;
Car tu n'as plus de forteresses,
Ni de canons pour écraser
L'amant impudent qui t'implore,
Tremblant aux pieds de tes lions;
Venise, hélas! nul ne t'adore,
Car tu n'as plus de galions!

II

Ce n'est pas Grenade, Cordoue,
Aux éblouissants minarets;
Ni Séville, où Cupidon joue,
Dardant sur Bartholo ses traits!
Pour toujours, sans doute, ô rois Maures,
Le temps a désarmé vos bras;
Depuis qu'au pied des sycomores
Dorment les sombres Alhambras :

Grenade, veuve, est catholique;
Christ a pris la place d'Allah;
Déployant l'étendard gothique,
De Roncevaux à Tarifah.

Ni les feux des Généralifes,
Ni les cloches de Zamorah,
Ne réveilleront les Califes
Endormis dans le sein d'Allah !

Ce n'est pas Madrid, dont l'histoire
Sait à peine écrire le nom ;
Madrid, qu'on possède sans gloire,
Madrid, qui n'a jamais dit : Non !
Madrid, impure Madeleine,
Sans pudeur, offrant son sein nu,
Est courtisane, mais non reine,
Et se donne au premier venu.

Car Madrid n'est rien que la duègne
Tourière de cent couvents ;
Car Madrid, quand l'Espagne saigne,
S'enflamme et brûle à tous les vents,
Parle à l'étranger qui s'approche,
Et sourit d'un air obligeant ;
Puis, tirant les clefs de sa poche,
Ouvre au vainqueur — pour de l'argent !

III

Serait-ce Moscou?... Bonaparte
A mis son pied sur le Kremlin,
Pensant l'effacer de la carte,
Du Slave, nouveau gibelin.
C'est le point où l'ombre commence,
Et nul ne voit clair au-delà:
C'est que les drapeaux de la France,
Se sont un jour arrêtés là!

Rions-nous donc des noirs prophètes
Qui nous menacent en criant,
Des serres de l'aigle à deux têtes,
Gardant le nord et l'orient.
Non! non! lorsque l'âme est fière,
La tête se tourne en avant;
Sans braquer deux yeux en arrière
Pour regarder d'où vient le vent!

Non! non! la Russie est à plaindre,
Quel que puisse être son dessein,

Saint-Pétersbourg n'est pas à craindre
Plus que le vampire assassin ;
Mais, par ses Magnats, son roi-prêtre
Et ses sinistres généraux,
Saint-Pétersbourg peut encor être
La métropole des bourreaux !

Saint-Pétersbourg fait la besogne
Dont nul despote n'eût voulu,
Écrasant la sainte Pologne
Sous son pied calleux et velu !
Le sang coule à flots, — et se glace ; —
Le Russe boit, — vautour barbu.
N'as-tu pas, ogre du Caucase,
N'as-tu pas encore tout bu ?

IV

Ce n'est pas Londres, quoi qu'en dise
L'honorable lord Palmerston ;
Londres, où le ver, marchandise,
File la soie et le coton.
En labourant les mers fécondes
Avec ses griffes de faucon,

En enveloppant les deux mondes
Des fils de son riche cocon :

Ce ver fait sa toile. — Araignée
Qui dévore avec appétit,
L'innocente mouche gagnée
Par les amorces du crédit.
Mais ses promesses sont un leurre,
Ses richesses sont un appât;
Londres ne pourrait, à cette heure,
Pour sa flotte, payer un mât;

S'il fallait tirer de sa poche
Douze pennys de bon argent;
Mais quand on lui prête, elle empoche :
Monsieur Rostchild est obligeant!
Londres penche sur la Tamise
Son front noirci par le charbon;
Ses yeux perçants, sa tête grise,
Son col rasé jusqu'au menton.

Londres s'entoure de fumée,
Ainsi qu'un moine de son froc,
Et cache dans sa main fermée
Les doigts effilés de l'escroc.
Londres serait une Carthage,
Ayant le monde pour vassal,

Si, mettant Wellington en gage,
Paris lui prêtait Annibal!

Mais Londres n'est que la douane
Et l'entrepôt du monde entier;
Londres ne sonne la diane
Que pour la banque et le courtier.
Londres n'est que l'Exchange-office,
Le bureau centralisateur,
Où Monopole à Bénéfice,
Dit : Je resterai ton tuteur!

Certes, Londres n'est pas l'étoile
Que suit le vaisseau du progrès;
Londres peut lui vendre la toile
Ou lui fournir quelques agrès;
Mais en attendant qu'elle escompte
Ou qu'elle endosse les billets,
Londres, va, pour grossir son compte,
Vendre au comptant quelques effets.

V

C'est Paris! Paris qu'illumine
Le gaz, ce flambeau du Progrès;
Paris, Guelfe et Gibeline,
La métropole des congrès.
Paris, qui crie et qui s'enroue,
Au bord de la Seine arrêté,
Tournant depuis cent ans la roue
Pour aiguiser sa liberté!

Paris, dont le long deuil expire,
Veuve de soixante-dix rois,
S'est enfin soumise à l'Empire,
Flattant l'aigle, baisant la croix!
Elle a, sans bruit et sans scandale,
Chassant le droit divin surpris,
Placé sa couche nuptiale,
Hors du couvent de Saint-Denis.

Car Paris est fille majeure,
Et peut disposer de sa main;

Car Paris peut dire : Sur l'heure !
Et Paris peut dire : Demain !
Mais rester fidèle et féconde,
Paris ne promet pas cela :
La plus belle fille du monde,
Ne peut donner que ce qu'elle a.

Paris est volage et coquette,
Et l'on pourrait croire, parfois,
Que volontairement elle jette
Son bonnet par-dessus les toits !
Elle est française, — c'est tout dire ;
Elle aime à tromper son mari ;
Il aurait tort de la maudire
Ou d'en rester longtemps marri :

C'est un sort que l'on doit subire,
Lorsque l'on est prédestiné,
On l'est toujours, — qu'allais-je dire ?
Bien longtemps avant d'être né !
Après tout, est-ce notre faute,
Si lorsqu'on sort de la maison,
A pas de cerf il entre un hôte
Que l'on appelle trahison ?

Paris, pourtant, a des ministres
Qu'à Londres même on envierait ;

Des hommes d'état et des cuistres,
Dont à Pékin même on rirait.
Paris a d'épaisses murailles,
Des quais larges et bien bâtis;
Paris promet qu'au lieu de tailles
Il pleuvra des pigeons rôtis, —

Sur les badauds qui s'extasient.
Paris a des antres secrets,
Où les dévots apostasient;
Où l'on se moque des décrets
Et des censures de l'église;
Où Christ à Vénus se soumet,
Où, quoi qu'on fasse et quoi qu'on dise,
Le vrai prophète est Mahomet!

Paris, c'est la cité féconde,
La ville aux immenses rumeurs;
C'est la capitale du monde,
Par sa foi, ses lois, ses mœurs.
C'est la moderne Babylone,
C'est le vase d'élection;
La Jérusalem monotone
Promise aux filles de Sion!

C'est la cité qui croit et nie;
La Babel jalouse du ciel;

C'est Israël pour Jérémie,
Et c'est Tyr pour Ézéchiel !
Ninive, par Jonas proscrite,
L'œuvre du moderne titan,
De la base au faîte maudite,
Le rêve de Léviathan !

VI

Paris, battant la générale,
Marche devant l'humanité,
Ouvrant la marche triomphale
Promise à la postérité.
Paris est le clairon sonore ;
C'est l'étendard aux plis flottants ;
C'est la cocarde tricolore
Au front des peuples combattants !

Il faut que Paris comprenne
Ce que le monde attend de lui ;
Il faut que Paris apprenne
Qu'il est la Rome d'aujourd'hui !
Il faut qu'il parle, il faut qu'il marche,

Et qu'il prodigue la clarté;
Qu'il soit le tabernacle et l'arche,
L'apôtre de la vérité!

Il faut qu'il aille, qu'il oublie
Les jours passés, les jours mauvais;
Qu'il se relève, qu'il rallie,
Prenant pour devise : Je vais!
Tous les cerveaux, toutes les âmes,
Tous les bras de la volonté;
Qu'il rallume toutes les flammes
Au souffle de la liberté.

Il faut qu'il cherche, qu'il travaille,
Faisant le bien, rêvant le beau;
Le monde ne fait rien qui vaille
Quand Paris éteint son flambeau!
Il court, sans guide et sans boussole,
Tout droit à l'abîme béant;
Il s'inquiète, il se désole,
Il murmure tout bas : Néant!

Ce vaisseau, qui flotte et qui gronde,
Plein de sourdes rumeurs, de cris,
Se perdra dans la nuit profonde,
S'il n'a pour pilote : Paris!
Paris, le plongeur intrépide,

Le sondeur expérimenté ;
L'âme, le cerveau, le guide,
Le phare de l'humanité !

Juillet 1863.

A ELLE

Roseau qui plie,
Fleur qui s'allie
Au myrte brun :
De l'innocence
C'est la puissance
Et le parfum.

Avril 1863.

PANTHÉISME

Tout en Dieu,
Dieu dans tout.

I

Un livre immense vit que l'on ignore encor;
D'innombrables soleils tournent ses feuilles d'or,
A chaque lettre, un monde enroule son orbite;
On sent, en chaque mot, qu'un infini palpite;
L'œil qui cherche la fin voit le commencement,
Et sur chaque feuillet lit : Éternellement ! —

Dieu, pour que l'homme puisse en soulever les voiles,
A gravé dans l'azur son alphabet d'étoiles;
Chiffres mystérieux, hiéroglyphe serein,
Qu'on prit pour les clous d'or d'une voûte d'airain,
Que pour cacher aux yeux l'immensité profonde
Une invisible main dut river sur le monde!
Clous qui sont devenus des astres, quand l'esprit
De l'homme, grandissant avec eux, les comprit. —

Ce livre contient tout. Il est le sphinx énorme
Qui dans l'espace écrit le nombre avec la forme,
Et fait avec le temps lutter le mouvement.
De l'éternel énigme il est le monument,
Pour le croyant serein, pour le penseur austère,
La foi le nomme : Monde, et le doute : Mystère.

II

Il est le père des génies
Dont l'esprit répand les clartés;
Groupes féconds, forces unies,
Qui de leurs sources infinies
Font descendre les harmonies
Que l'on appelle vérités!

Dans la carrière immense il guide
L'œil profond du sage indécis;
L'éternité que rien ne ride
Découvre à sa pensée avide
Cette chaîne immense et sans vide,
Où tous les siècles sont assis.

Tous les esprits peuvent y lire
Et le comprendre pas à pas;
Homère explique avec la lyre,
Dante frémit avec Shakspeare,
Pétrarque y grave son sourire,
Newton y plante son compas!

Chacun d'eux porte une auréole
De gloire sainte, à son front nu;
L'un découvre, l'autre console,
Chaque image, chaque symbole,
Chaque rêve, chaque parole
Jette un rayon dans l'inconnu!

III

Amours, désirs, espoirs, pensées
Tour à tour écrivent un mot,
Et ces mille flèches lancées
Montent toujours un peu plus haut !
L'esprit grandit, le cœur s'élève,
Chaque jour jetant sa clarté,
L'homme des profondeurs du rêve
Fait sortir la réalité !

L'homme interroge la matière,
Et la matière lui répond :
« Je suis la Forme sainte, entière,
« Moule qu'emplit l'esprit fécond ;
« Je suis la servante docile,
« Et j'accomplis sans murmurer
« La tâche ingrate et difficile
« De tout vêtir sans éclairer.

« Je suis l'ombre de la pensée,
« Le corps immense du grand tout ;
« La lumière, en mon sein posée,
« En tous sens, rayonne partout.

« Je suis la formidable coupe
« Où s'abreuve le Créateur;
« Je porte l'Éternel en croupe,
« Je suis le masque, il est l'acteur !

« Tour à tour homme, argile, ou plante,
« Marbre ou cyprès aux verts rameaux ;
« J'écris la création lente,
« J'ai des lettres pour tous les mots.
« J'ai pour les brebis de la laine,
« De la lave pour les volcans ;
« J'ai des sourires pour la plaine,
« Des larmes pour les océans !

« J'ai d'impénétrables mystères,
« Des antres pleins de visions,
« Où parfois les mages austères
« Vont rêver auprès des lions.
« J'ai des hauteurs inaccessibles,
« Où nul esprit n'a mis le pied ;
« Où, sous des vautours invisibles
« Gît Prométhée humilié !

« J'ai le secret de toute chose
« Où se pose le droit divin ;
« Je sais pourquoi rougit la rose,
« Je sais comment blanchit le lin.

« Je sais ce que désire l'âme,
« Je sais ce que chante l'oiseau ;
« Je dis à l'homme : Aime la femme ! —
« Coule ! — au torrent ! — Plie ! — au roseau !

« Je suis la forme impérissable
« De l'immortelle vérité ;
« La mer de limon et de sable
« Que l'éternelle volonté
« En tous sens agite et remue
« Par un invisible ressort,
« Tantôt fait monter à la nue,
« Tantôt fait descendre à la mort !

« Je suis la poitrine où palpite
« Le cœur même du Tout-Puissant ;
« Je suis comme lui, sans limite,
« De ses clartés resplendissant !
« Je donne une forme à la vie,
« Une gueule à l'antre béant,
« L'aliment à l'âme asservie,
« Une façon d'être au néant.

« Que l'homme voie, et qu'il imite !
« Qu'il traduise le verbe écrit !
« Tout, dans le monde qu'il habite,
« Au penseur sans haine sourit.

« Qu'il observe la loi céleste
« Par Dieu gravée en chaque lieu,
« Et, dans son horizon modeste,
« Qu'il soit l'interprète de Dieu !

« Dieu lui permet de le traduire,
« Dieu lui permet de s'enflammer
« Pour les étoiles qu'il voit luire,
« Pour les âmes qu'il doit aimer.
« Quand Dieu présente le modèle,
« L'homme peut saisir ses crayons,
« Pourvu que son esprit fidèle
« Serve de prisme à ses rayons ! »

IV

Ainsi parle à l'oreille humaine inassouvie
Le livre que la mort poursuit avec la vie,
L'une écrivant la page, et l'autre le revers.
L'une disant : « J'ai fait croître des univers
« Tout peuplés de rayons, tout parsemés d'étoiles,
« De l'informe chaos j'ai soulevé les voiles,
« J'ai pétri de ma main puissante le limon
« Des globes, j'ai fait l'homme, et j'ai fait le lion !

« J'ai de la solitude immense et redoutable
« Fait le foyer du sage ; — avec un grain de sable
« J'ai bâti des cités, créé des nations ;
« Et pour donner carrière aux révolutions,
« Pour permettre à l'esprit ainsi qu'à la matière
« De s'approcher toujours plus près de la lumière,
« J'ai fait le vide autour des soleils lumineux,
« Et tracé dans l'azur les orbes sinueux
« Que dans leur vol muet décrivent les planètes !
« Aux astres sombres j'ai donné des formes nettes,
« Et pour les arrondir j'ai creusé mes ciseaux,
« Disant : Vous volerez ainsi que les oiseaux !
« Disant : Vous aimerez ainsi que les colombes !
« En décrivant la courbe effrayante des bombes,
« Vos flancs noirs deviendront lumineux et vermeils
« Et, joyeux, vous irez becqueter les soleils ! —
« Car vous avez en Dieu même votre racine,
« Et pour guide éternel la volonté divine. »
Et l'autre, sans rien dire, allant, marchant, fauchant,
Altère ce que l'autre édifie, et le chant
Devient sanglot ; le rire à la gorge s'arrête ; —
Car la métamorphose en l'homme est incomplète,
Et l'âme assujettie au terrestre limon
Est la larve d'un ange, ou celle d'un démon.
L'homme ici-bas ne peut qu'essayer, il tâtonne ;
S'il fait bien, le premier de son œuvre il s'étonne,
Et s'il voit devant lui s'ouvrir un beau chemin,
Il se dit : Dieu m'a pris lui-même par la main ! —

C'est le livre où le front pensif de Galilée
Se courbait; — recueilli, l'âme émue et troublée,
Sachant que d'un seul mot dans cet abîme appris
Il fera frissonner ceux qui l'auront compris!
Sachant que son regard doit jeter la lumière
Qui fera rayonner son siècle! — et qu'en arrière
On voudra bâillonner sa foudroyante voix;
Qu'à reculons, le col tordu, les bras en croix,
On voudra l'entraîner au bord du précipice,
Et que, donnant l'hostie, il boira le calice!
C'est le livre où lisaient les prophètes, où Job,
Dressant sur un fumier l'échelle de Jacob,
Vil, lépreux, mais sachant qu'au ciel il doit atteindre,
Disait : Je ne suis pas l'homme que l'on doit plaindre!

Livre que la nature ouvre à l'art attentif;
Où la science creuse un sillon fugitif;
Où la raison de tout se cache en chaque chose;
Où la griffe du Sphinx sur chaque mot se pose;
Où nous voyons tout noir, où nous voyons tout bleu;
A peine distinguant parfois l'onde du feu,
Le mal du bien, le faux du vrai; route incertaine
Dont le phare est l'amour, dont l'écueil est la haine!
Livre qu'avec Colomb épelait Raphaël,
Que l'espérance entr'ouvre, où l'être universel
Sourit, en se voyant étudié par l'homme,
Et pour guider Newton laisse choir une pomme!...
Livre dont les voyants paraissent insensés,

Tant les sentiers du vrai sont longs et malaisés,
Tant l'erreur est facile et tant la chute est prompte;
Tant est rare l'esprit qui triomphe, et qui dompte
L'énigme aux sens divers que tient le Sphinx jaloux,
Dont la serre est si ferme et dont l'œil est si doux! —

Laissons-nous attirer par son regard; les sages
Sont ceux qui savent lire à travers les nuages;
Ceux qui, perçant la lettre, atteignent à l'esprit;
Ceux dont la volonté de Dieu s'enorgueillit;
Ceux qu'un siècle souvent a peine à faire naître,
Les écoliers sereins qui prennent Dieu pour maître;
Les faucheurs assidus des célestes moissons,
Qui de l'infini seul reçoivent des leçons!

Plus modestes, suivons ces aigles à la trace,
Mais sans nous égarer avec eux dans l'espace;
De lauriers éternels ne soyons point jaloux,
Et cherchons seulement à lire autour de nous,
A graver dans nos cœurs quelques vérités nues,
Que souvent la nature offre aux plus faibles vues,
Dont la lumière échappe à l'œil ambitieux
Qui poursuit, inquiet, sa route dans les cieux.
Laissons le mage errer à travers les étoiles
Et les puissants esprits déchirer les grands voiles;
Laissons à ces élus leurs sublimes labeurs :
Regardons à nos pieds, parmi l'herbe et les fleurs;
Admirons la pervenche, environs-nous des roses;

Appliquons notre esprit aux plus petites choses,
Et, sans vouloir percer les profondeurs du ciel,
Laissons l'aigle à l'azur, suivons l'abeille au miel!
La nature n'est pas un temple aux portes closes;
Chacun y peut entrer. La raison sort des choses.
L'âme peut s'élever, l'esprit peut s'agrandir,
Rien qu'à voir cette trame éclatante s'ourdir!
Même sans pénétrer les énigmes profondes,
Dont le fil lumineux fait pivoter les mondes
Comme une roue autour d'un invisible essieu,
Et grave au cœur de l'homme un nom unique : Dieu!

30 novembre 1863.

A TOI

Il est beau d'être un aigle à l'invincible serre,
Il est beau de ranger des peuples sous sa loi ;
Mais moi, je ne pourrais vivre heureux sur la terre
          Sans toi !

Sans toi, ce ciel profond, rempli d'astres, est vide ;
Son soleil est glacé, son azur est terni ;

Et je crois que mon âme a, dans sa soif avide,
Pour se désaltérer, trop peu de l'infini !

Le jour est sans clarté, la nuit est sans dictame,
Nulle part un autel où déposer ma foi :
Si je ne puis l'unir par des baisers de flamme
   A toi !

A toi, qui n'as pas craint de me dire : Je t'aime !...
Ne sachant s'il fallait sourire ou soupirer,
Ne sachant si j'allais te répondre moi-même
Que mon cœur de ton cœur pouvait se séparer.

Le tableau de ma vie est un combat sans trêve,
Et je sens bien souvent Dieu défaillir en moi :
Mais je suis consolé, si, dans la nuit, je rêve
   De toi !

De toi, dont l'âme semble un ciel rempli d'étoiles,
Un beau lac aux flots bleus, limpide et transparent :
Où l'amour est sans trouble, où les désirs sans voiles
Sont purs comme les flots rapides d'un torrent !

Si le destin, ce dieu qui rarement pardonne,
Indigné, brise un jour les sceptres sous sa loi ;
Je voudrais qu'il conserve au moins une couronne
   Pour toi !

Pour toi, dont le front pur mérite l'auréole
Que les poëtes font aux Saintes que tu lis;
Dont le sourire émeut, dont le regard console,
Dont l'âme a la douceur et le parfum des lis!

Décembre 1862.

FIAT LUX!

I

A qui veut observer, ce siècle paraît las.
C'est un marcheur troublé, vaincu, qui dit : Hélas!
Et qui, la nuit venue, incertain de sa route,
N'osant s'aventurer par les sentiers du doute,
Cherche vers l'occident, cherche vers l'orient,
Vers le sud et le nord, quelque chemin riant;
Quelque route éclairée et facile, à sa guise,
Qui jusqu'à l'avenir inconnu le conduise.

Nul ne peut distinguer dans l'ombre, curieux,
Si ce siècle est enfant, ou si ce siècle est vieux,
Tant sa démarche est lente, et tant son air est morne.
On croirait qu'il s'en va s'asseoir à chaque borne,
On croirait qu'il s'en va tomber à chaque pas,
Et que si près que soit le but, il n'ira pas
Jusque-là. Ses deux bras semblent, dans les ténèbres,
D'un navire en danger les deux ancres funèbres;
Heureusement le ciel peut le prendre en pitié,
On n'en a jamais vu s'arrêter à moitié.
Il faut qu'il marche encore en avant, ou qu'il sombre!
D'un côté, le destin, — de l'autre, la nuit sombre.
Il le faut, c'est la règle, — il le faut, c'est la loi;
Et sans prendre le temps de voir derrière soi,
Devant la main puissante et forte qui le chasse,
Qu'il s'élance à la gloire, ou se voile la face,
Pour plonger dans l'abîme immense de la nuit!
Qu'il aille!... Ce chemin à la gloire conduit. —
Qu'il aille!... Ce chemin aboutit à la tombe; —
Le repos glacial saisit celui qui tombe,
Jette l'éternité froide sur son chemin,
Efface son sillon, et dit : C'était en vain!

II

Pourtant ce siècle a fait déjà de grandes choses,
Et sa jeune histoire est vieille en métamorphoses.
Hier, il nous paraissait un astre à son lever,
Radieux, comme on peut en songe le rêver !
Hier, il nous faisait peur, et nous faisait envie !
Son aurore brillait sur l'Europe asservie ;
Il marchait dans son aube altière, et, triomphant,
Le monde s'étonnait d'avoir un tel enfant !
Les peuples, en ce temps, faisaient la grande guerre,
Et le bruit du clairon couvrait toute la terre ;
Bien souvent on vivait sans pain, et l'on dormait
Sans coucher dans un lit ! — Mais la gloire animait
Les guerriers, et le soir les berçait sous la tente.
Leur corps maigre était nu, leur âme était contente
Et fière ; — le canon leur frayait un chemin
Facile ; — ils dédaignaient qu'on leur tendît la main
Pour gravir quelque mont, ou franchir quelque fleuve.
Ils sortaient triomphants de la terrible épreuve
Qu'un siècle qui s'en va laisse au siècle qui vient. —
Quiconque les a vus, dans ce temps, s'en souvient ! —
Quiconque les a vus, dans ce temps, peut redire
Ces étonnants exploits que l'univers admire,

Ces soldats promenant la gloire dans leurs rangs;
Les jougs brisés, les rois vaincus, les peuples grands!
Les périls, les combats, les assauts et les fêtes
Que les peuples donnaient aux rois, dans leurs conquêtes,
Lorsque, la liberté les venant assaillir,
Ils entendaient au loin le bronze tressaillir!

III

Le monde a vu jadis, aux lueurs des épées,
Vers l'Occident courir, les mains de sang trempées,
Les Vandales, les Huns, les Scythes et les Goths :
Barbares qui portaient pour drapeaux les fagots
Qui devaient éclairer Constantinople et Rome.
Les bêtes s'approchaient des demeures de l'homme,
L'une portant l'épieu, l'autre portant les dards,
Le cirque ouvrait enfin la porte aux léopards,
Et les peuples domptés agitaient le suaire
Dont ils devaient couvrir le fauve belluaire :
L'Empire s'écroulant sous le poids des Césars!
On entendait rouler, à l'Orient, des chars;
On lisait dans la nue ardente les présages
De mort, dont s'étonnaient ou s'effrayaient les sages.
Un air pesant jetait dans l'âme la torpeur;

La nuit du lendemain redoutable avait peur :
On craignait de mourir, on s'effrayait de vivre,
Ignorant chaque jour quel lendemain doit suivre,
On tremblait, redoutant que ce fût le dernier ! —

Les esclaves gardaient le Maître prisonnier,
Et se groupaient autour de l'ombre impériale.
Le sang avait noirci la pourpre triomphale,
La toge était infâme et le sceptre avili ;
Dans le sang de César César s'était sali !
Rome avait effacé l'impure Babylone,
L'assassinat servait d'escalier pour le trône,
Et pour pouvoir fouler aux pieds le nom romain,
Il fallait y monter le poignard à la main !

Les esclaves n'étaient pas meilleurs que les maîtres,
Les petits étaient vils, et les grands étaient traîtres.
Des débris que l'Empire emportait au tombeau
Chacun voulait au moins vendre quelque lambeau.
Le proconsul faisait coudre sur sa tunique
Les perles de l'Asie ou le corail d'Afrique,
La courtisane avait partout droit de cité,
Et l'adultère était sans déshonneur porté !
Rome restait en proie aux factions rivales,
Les Nérons faisaient honte aux Héliogabales,
Car le vice enviait le crime, et s'effaçait.
La trahison fuyait, quand le meurtre passait.
Le délateur baisait la main du parricide,

Et le plus lâche osait s'intituler Alcide!
A quiconque invoquait l'antique honneur romain,
Il était dit d'ouvrir ses veines dans un bain.
L'esclave obéissait, habile à reconnaître
Dans un ordre de mort la parole du Maître!

IV

Quand Brutus eut nié le nom de la vertu,
Le monde, d'épouvante et d'horreur, s'était tu.
Rome ayant accompli ses hautes destinées,
L'oracle fut muet pendant quarante années;
Les peuples regardaient couronner les élus,
Les prêtres s'adoraient, les dieux ne parlaient plus;
La Providence avait résolu de se taire
Jusqu'à ce que l'on vît ce que Rome allait faire!...

Le monde était aux pieds d'un homme, — l'Empereur! —
Le sénat l'acclamait, le peuple avec bonheur
Lui décernait les noms de César et d'Auguste.
Ne pouvant être grand, il voulait être juste.
Au sage Pollion il avait dit un jour :
« Vaincre par la justice et régner par l'amour,
« C'est le devoir d'un prince. » On l'adorait à Rome.

Son ministre Mécène était un galant homme,
Qui protégeait les arts et connaissait les vers.
Agrippa ne pouvait éprouver de revers;
Équipant une armée, ou créant une flotte,
De l'Empire il était général ou pilote,
Et son glaive au besoin servait de gouvernail.
Les barbares étaient parqués comme un bétail;
D'habiles proconsuls gouvernaient la province;
L'or abondait à Rome. On disait que le prince,
Devait léguer l'Empire au sage Métellus.
Le monde respirait : le sénat n'était plus!
La Rome de Brutus, la Rome souveraine,
La Rome de Caton, hydre républicaine,
Entre les mains d'un seul abdiquait ses destins;
Et Virgile chantait sa chute en vers latins!
Auguste, par ton nom sa lyre fut ternie,
Mais la gloire souvent en impose au génie :
Virgile, doux poëte, au forum étranger,
Dans César dictateur croyait voir un berger.

L'Empereur paraissait à Rome, jadis libre,
Un balancier tenant le monde en équilibre;
S'élevant pour frapper, s'abaissant pour punir,
Oscillant dans le but sage de maintenir
L'ordre dans tous les pas que faisait le colosse.
Il unissait la toge avec le sacerdoce,
Et, commandant à l'homme, interprétait les dieux.
Le monde avait deux bras, le monde avait deux yeux :

Les deux bras de César et les deux yeux d'Auguste,
Qui frappaient toujours fort, et voyaient toujours juste!

Pour la première fois, dans l'univers dompté,
On entendit sonner le grelot : Unité!

V

Unité! — Plus de mers, de monts, de fleuves, d'îles !
Un même lien doit unir toutes les villes;
Plus de barrière! — Il faut qu'une commune loi,
Enchaîne l'univers au sort du peuple-roi.
Qu'importe où le destin des hommes les fit naître?
Il leur suffit d'un centre, il leur suffit d'un maître;
Ils doivent, s'attelant ensemble au même char,
Avoir pour temple Rome, et pour prêtre César!

Le Belge compte au rang de ses légionnaires;
Le Maure altier viendra ramer sur ses galères;
L'Afrique, l'Inde, encore étrangère au colon,
Devront fournir l'encens aux prêtres d'Apollon.
Grâce au *jus Latii*, les Romaines jalouses
Verront leurs fils s'unir aux brunes Andalouses;

L'Empire des rois morts veut être l'héritier,
Et, pour leur succéder, ils ont un peuple entier.
Un citoyen de Rome est plus compté qu'un prince;
Un simple chevalier gouverne une province;
Rome donne les lois, mais accepte les dieux.
Mars et Camul auront un temple aux mêmes lieux;
Ils seront confondus sans changer de nature;
On ira d'un autel à l'autre sans parjure.
Nul n'oserait blâmer cette diversité
Dont la variété se fond dans l'unité.
Pour tout unir il faut amoindrir les scrupules,
La constance jalouse a bien des ridicules;
Un prêtre peut servir les dieux sans être un pieu,
Et l'on peut accorder la lance avec l'épieu !
Dans le cirque, où parfois le sang leur monte au buste,
Les lions de Juba rugiront pour Auguste;
Car à ce peuple vain, dont la gloire est sans but,
Le sable du désert doit payer son tribut!

Le sénat regardait l'Empereur d'un œil louche,
Mais nul pour protester n'osait ouvrir la bouche.
Tous, les regards fixés vers le sombre avenir,
Se demandaient : « Comment, cela va-t-il finir?
« On ne peut pas monter plus haut que nous ne sommes,
« Mais on pourrait tomber bien bas. Vraiment, les hommes
« Sont bien fous d'aspirer au suprême pouvoir;
« Nous nous sommes perdus ! — C'était assez d'avoir
« Dans nos mains l'Italie, et sous nos pieds la Gaule,

« Aller plus loin, c’était sortir de notre rôle,
« C’était tout compromettre et tout risquer : Sylla,
« Docile à nos conseils, se fût arrêté là !
« Mais César — Cicéron eût dû le mieux connaître —
« D’instrument qu’il était sut devenir le maître;
« Notre col s’est ployé sous le poids de son pied,
« Il nous a joués tous, sans honte et sans pitié !
« Ses triomphes ont fait nos clameurs étouffées,
« Et nous avons pâli sous l’éclat des trophées.
« Sa mort même nous a porté le coup mortel;
« Brutus frappa le dieu, mais il tenait l’autel.
« Et son bras sage au peuple a semblé parricide,
« Comme si Pirithous eût fait périr Alcide!

« Maintenant, nous avons lâché le gouvernail,
« Plus d’espoir! — Notre nom n’est qu’un épouvantail,
« Un paraphe apposé sous la griffe du maître,
« Qui ne peut servir qu’à la faire mieux connaître.
« Comme notre puissance a rapidement fui !
« Les honneurs qu’il nous rend rejaillissent sur lui.
« Nous sommes ses clients, nous sommes sa cohorte,
« Et soit qu’il entre au temple ou se tienne à la porte,
« Nous marchons dans ses pas, nous voyons par ses yeux.
« Un mot de lui vaut tous les oracles des dieux.
« Nous disons : Oui! sitôt qu’il incline la tête;
« Non ! dès qu’il la secoue. Au gré de sa requête,
« Nous prenons la Sicile ou lui laissons le Pont.
« Sa volonté sur nous domine comme un mont.

« Il est notre pontife, il est notre prophète,
« Le glaive est aussi bien à lui que la houlette ;
« Il est Imperator ou Quirite à son gré,
« Le sommet de l'Olympe est plus bas d'un degré
« Que le sublime front du tout-puissant Auguste! »

Le sénat fût resté grand, s'il fût resté juste ;
S'il n'eût aidé Sylla, s'il n'eût loué César ;
S'il n'eût de la fortune accompagné le char ;
S'il n'eût courbé le dos, s'il n'eût ployé la tête ;
S'il eût vu la défense et non pas la conquête ;
Si l'Orient lointain ne l'eût point ébloui ;
Si son antique orgueil ne se fût enfoui
Sous les monceaux d'argent des villes tributaires ;
S'il n'eût encouragé les desseins téméraires
De trois ambitieux, trinité de hasard ;
S'il eût des légions su faire un boulevard
Et non un camp ouvert à la plus forte paie ;
Si derrière la Gaule il eût fermé sa haie,
Sans vouloir par le Tibre alimenter le Rhin ;
Si devant la puissance il fût resté serein ;
S'il eût eu la sagesse au lieu d'avoir l'envie ;
S'il n'eût pas préféré la fortune à la vie ;
S'il eût aimé les arts, estimé le savoir,
Sans à tout autre honneur préférer le pouvoir ;
S'il n'eût battu le monde incessamment en brèche ;
Si, suspendant le glaive, il eût saisi la bêche ;
S'il avait su créer sans vouloir asservir ;

Fonder sans renverser, croître sans conquérir;
Si, d'envahir sans fin abjurant la manie,
Son cerveau bouillonnant eût eu d'autre génie
Que celui du volcan, en vain jaloux des dieux,
Qui projette en tous sens ses flammes vers les cieux!

VI

Chacun sait aujourd'hui que cet immense Empire
N'avait pu s'élever qu'à force de détruire;
Qu'il n'avait su créer que la taxe et l'impôt;
Qu'il avait abusé du sang humain : dépôt
Fait par la Providence aux puissances du monde,
Qu'on disperse en tuant, qui s'accroît quand on fonde;
Que, devant tout au glaive, il avait dévasté
Le monde, en lui criant : Liberté! liberté!
Qu'il avait dans Carthage étouffé l'industrie;
Dans la Grèce, les arts, l'amour de la patrie,
Les sciences, fuyant l'ombre de ses drapeaux;
Qu'aveugle il avait dû souffler tous les flambeaux;
Qu'il n'avait eu qu'un but unique, la victoire;
Qu'il avait pillé tout, même sa propre gloire;
Qu'il n'avait rien de beau qui ne lui vînt d'autrui,
Et ne pouvait citer un dieu qui fût à lui!

Vainqueur, il s'absorbait dans un orgueil féroce :
Posséder et jouir — c'était tout le colosse. —

Rome paya bien cher cet instant d'unité.
Le monde se courbait sous son joug détesté,
Prenait sa langue, avec ses mœurs molles, oisives.
La paresse gagnait les âmes les plus vives.
Elle avait aplani les monts, fermé les mers,
Réuni dans son sein mille éléments divers.
Sans égard pour les lois qui règlent la nature,
Le Danube et le Rhin lui servaient de ceinture ;
Dans l'Euphrate rapide elle baignait ses pieds ;
Les Parthes, toujours fiers, s'étaient humiliés,
Et la Perse semblait, de ses deux mers baignée,
Pendre au filet mouvant de l'immense araignée !

De lutter sans succès l'univers était las.
Le savant disait : Paix ! et le poëte : Hélas !
Rome, ayant tout conquis, n'avait plus rien à faire
Qu'à voir couler le sang d'un monde tributaire ;
Elle se reposait en voyant égorger,
Et son plus grand bonheur était d'encourager
Hommes contre lions et bêtes contre esclaves ;
Car sa religion n'y mettait point d'entraves :
Ayant choisi pour foi l'égoïsme absolu,
Les dieux voulaient toujours quand Rome avait voulu !

Les serres du vautour étreignaient la victime.

Un nouveau culte en vain s'éleva de l'abîme,
Criant : « Clémence ! Paix ! Amour ! Fraternité !
« Le Tout-Puissant n'a qu'un fils : c'est l'Humanité !
« N'attristez pas son cœur par des coups téméraires,
« Reconnaissez ses droits, n'égorgez pas vos frères ;
« Vous êtes ses enfants, soyez dignes de lui !
« C'est pour chacun de vous que le soleil a lui ;
« Il n'a pas fait de maître, il n'a pas fait d'esclaves ;
« S'il vous a créés bons, s'il vous a créés braves,
« Adorez-le ! lui seul a fait tout votre bien ;
« N'en ayez point d'orgueil. Vous-mêmes n'êtes rien,
« Qu'une émanation de sa toute-puissance.
« Ayez pour loi l'Amour, et pour foi l'Espérance ;
« Aimez, croyez, priez ; surtout faites pour tous
« Ce que vous voudriez que chacun fît pour vous ! »

VII

Ainsi parlaient, du ton qui fait qu'on persuade,
Quelques hommes partis du fond d'une bourgade,
Pêcheurs et laboureurs, n'ayant rien ici-bas ;
Mais écoutant la voix qui leur parlait tout bas.
Simples, fort ignorants, mais pleins de confiance,
Le dieu qui leur parlait étant la CONSCIENCE !

Ce dieu, Rome l'avait longtemps crucifié.

N'écoutant que l'orgueil, étouffant la pitié,
Elle avait sans pudeur pris le monde à la gorge;
Et son bras le frappait, comme un marteau qui forge,
Pour le faire passer au moule de César.
On entendait rouler sur la terre son char,
Faisant beaucoup de bruit, jetant beaucoup de boue;
Laissant à chaque pas un peuple sous la roue
Expirant; car c'était la mode des vainqueurs,
En courbant tous les fronts de broyer tous les cœurs!

Ces hommes ignorants entrèrent dans la lice.
L'un d'eux dit : « La pitié, César, c'est la justice.
« Rome peut se sauver en adorant un Dieu.
« Tu ne pourrais toi-même arracher un cheveu
« De nos têtes, sans que ce Dieu puissant le veuille.
« Un empire est pour lui tremblant comme une feuille;
« D'un souffle il peut l'abattre, et d'un mot l'élever.
« L'univers t'appartient; mais, pour le conserver,
« Il en faut par l'amour refaire la conquête.
« Si ce que je te dis n'est pas vrai, prends ma tête! »

César, le front serein, répondit : « Est-ce tout? »
« Non, dit l'apôtre. Vois, Rome encore est debout,
« Mais demain ce peut être un monceau de ruines
« Où le pâtre parmi l'ortie et les épines,
« Sous le myrte odorant, sous les cyprès touffus,

« Rêvera, tout pensif, aux temps qui ne sont plus ;
« Et dira, l'ironie expirant sur sa lèvre :
« Le buste de César est moins haut que ma chèvre ;
« La foudre a renversé son large piédestal ;
« Le front du dieu se heurte aux pieds de l'animal ;
« Dans la ronce et le buis tous deux sont pêle-mêle ;
« Où le luth de Néron chantait, mon troupeau bêle.
« Le silence s'est fait sur le monde romain ;
« La cendre de ses dieux peut tenir dans ma main ;
« Les héros oubliés dorment près des eunuques,
« Et le pied d'un berger se pose sur leurs nuques.
« Ses empereurs sont sourds comme des blocs de grès.
« J'ai choisi pour étable un temple de Cérès,
« J'y conduis chaque jour mes brebis à la brune ;
« La déesse ne dit jamais qu'on l'importune ;
« La porte en est ouverte, et sans crier : Holà !
« Cérès me fait accueil, comme à Caligula !
« Hier, sans autre témoin qu'un bosquet d'aubépine,
« J'enlevai deux pendants d'oreille à Messaline ;
« Son beau corps mis en poudre est gris de vétusté.
« Ils orneront le cou d'une jeune beauté.
« Il faut bien ici-bas que tout se dénature ;
« Que le temps fasse à tout prendre une autre posture,
« Pour qu'un pâtre ignorant, étranger sous les cieux,
« Puisse, en gardant les boucs, faire paître les dieux ! »

Ainsi parlaient chacun, disant — Amen — aux autres,
Ces hommes que le monde appelait les Apôtres ;

Dans un langage dur, sans ornement choisi,
Mais d'une voix vibrante et d'un esprit saisi.

César les écoutait dans un morne silence,
Une main sur son glaive et l'autre sur sa lance,
Prêt à rendre les coups invisibles du sort;
Sachant bien qu'il était, à ce jeu, le plus fort,
Que ceux qui l'attaquaient restaient les seuls à plaindre,
Et que d'un bras mortel il n'avait rien à craindre.

Mais, tout bas, il pensait qu'il avait outragé
Les dieux, que ce forfait devait être vengé;
Et qu'au ciel pour punir sa Rome forcenée,
Plus haut que Jupiter, trônait la Destinée!

Comme un coursier fougueux saisit aux dents le mors,
L'altier César voulut surmonter le remords
Et l'emporter sanglant dans la tombe profonde,
Mais non s'humilier, — dût s'engloutir le monde! —

Sur les nouveaux venus il porta ses regards.

. . . .

Mais quand ses yeux, rendus par la terreur hagards,
Virent distinctement des flammes sur leurs têtes,
César, les désignant aux gardes, dit : Aux bêtes! —

VIII

C'est alors qu'appelant Alaric, Attila,
Et montrant l'Occident, Dieu leur dit : « Tout cela
« Est à vous ; mais frappez du sabre et de l'épée,
« Jusqu'à ce que de sang la terre soit trempée ! »

Tous aussitôt, les Huns perfides aux poils roux ;
Les Avares, les Goths velus comme des loups ;
Les Alains révoltés, les Vandales farouches,
Les Gépides aux pieds lourds, aux regards louches ;
Tous ces barbares nus, fiers, ivres, bruyants,
Affreux, quand Dieu parla devinrent effrayants !
Rome, alors, se sentit tressaillir comme Hécube
Le jour où l'on prit Troie. —Ils passent le Danube,
Ils remontent le Rhin. Les pâles légions
S'étonnent que ces ours deviennent des lions,
Et reculent, baissant la pointe de leurs piques :
Laissant Rome expier ses triomphes épiques,
Esclave de ces Goths, nus ou vêtus de peaux,
Dont on avait parqué les immenses troupeaux
Des rives du Palus-Méotide à la Thrace.
Les vautours et les loups les suivaient à la trace,

Hurlant dans les cités comme dans les halliers,
Et de débris humains vivant des mois entiers!

Comme un navire au vent des mers qui le secoue,
Sur son axe ébranlé tourne ainsi qu'une roue;
Tous ses agrès rompus, sans mâts, sans gouvernail;
Chaque voile, à son tour, ployée en éventail;
Chaque pilote ayant, en vain, joué son rôle,
Ayant quitté sa route, ayant perdu le pôle;
Roulant comme une masse inerte au gré des flots,
Présente, à chaque instant, la mort aux matelots :
Ainsi, Rome, au danger croissant qui la menace,
Par maint effort nouveau tente de faire face,
Double ses légions, change ses généraux.
Il n'est plus temps! le deuil paraît à ses barreaux.
Elle sent, sous son char, osciller la fortune;
Il n'est plus temps! Les dieux sont las. Rome importune!
Elle touche à son terme, elle arrive à sa fin.
Elle entend vaguement le roulis du destin
Heurter les nations sur l'océan du monde!
C'en est fait! un long flot de barbares l'inonde,
Encombre le forum, assiége ses palais.
La toge et les faisceaux n'ont, pour eux, plus d'attraits :
Ils leur préfèrent l'or; mutilent les statues
Qu'ils laissent dans la poudre et le sang abattues.
Leurs pieds nus font tache au marbre des corridors.
Des Césars expirants ils pillent les trésors.
Le sang coule, inondant les froides mosaïques;

Les lances font assaut au fronton des portiques.
Où sont donc les consuls? où donc les légions?
Un Romain court au cirque, et lâche les lions.
Rome entière paraît en proie aux bêtes fauves;
Le viol et le meurtre emplissent les alcôves;
Plus d'espoir! — Les efforts tentés sont superflus;
Et ses dieux outragés ne la protégent plus! —

L'œil cherche en vain, parmi ces Goths et ces Hérules,
Des sénateurs assis sur leurs chaises curules,
Offrant un front sublime aux regards du vainqueur:
Les fers aux mains, les fers aux pieds, l'orgueil au cœur!
Ces temps sont effacés; Rome a joué son rôle.
Les barbares ont mis leur marque à son épaule;
Ils ont estampillé ses Césars et ses dieux.
Désormais, les tributs des villes sont pour eux.
Rome a planté la croix trop tard pour la défendre:
Tous ses forts sont rasés, ses tours mises en cendre.
A quoi lui servirait de tenter quelque effort,
Quand chaque légion est vendue au plus fort?
Quand un Vandale emmène en Afrique Eudoxie?
Quand le cri des soldats est : La paye ou l'orgie?
Quand le sénat tué sous tant de généraux,
Ose enfin comploter la mort de ses bourreaux
Et demander la paix aux ruines de Rome?
Lorsque tant de Césars n'enfantent pas un homme?
Lorsque Mars vaincu fuit, plus léger qu'Apollon,
Et que le Christ a pris leur place au Panthéon?

IX

Ces temps sont loin de nous, mais leur histoire abonde
En grands enseignements donnés par Rome au monde,
En sévères leçons que le destin jaloux
Fit, pour nous éclairer, parvenir jusqu'à nous.

Pour éviter qu'un sort pareil nous fasse envie,
Il montre le néant de la gloire assouvie ;
La chute que prépare aux états obstinés
L'âpre punition des désirs forcenés.
Il apprend qu'on ne peut tout régir par la force ;
Que la justice avec la conquête divorce ;
Que nul n'a droit d'aller s'imposer chez autrui ;
Que chaque peuple doit rester maître chez lui ;
Que la division par Dieu faite est profonde ;
Que nul n'a mission de conquérir le monde,
Ni de dicter des lois, ni d'imposer des dieux ;
De se donner pour juge ou pour maître, en tous lieux ;
Et de faire, chassant du monde la clémence,
Sous le poids de l'épée incliner la balance !

Car tout fleuve a son lit, et tout torrent son cours,
Qu'il tente sans succès d'accroître tous les jours ;

A cette ambition la nature s'oppose.
Il ne prend rien à l'un des deux bords qu'il arrose,
Qu'il ne le rende à l'autre, et ferme d'un côté
La digue qu'il pensait miner à volonté.
Ainsi, la Providence a tracé des frontières
Que doivent accepter les âmes les plus fières :
Chaque peuple a sa part de la terre et des eaux,
Et s'expose, en voulant l'accroître, à mille maux.

Contentons-nous. Soyons heureux. Soyons tranquilles.
Cultivons bien nos champs, fortifions nos villes.
Plaçons notre richesse au dedans, soyons forts !
De la vie en nous-même accroissons les ressorts
Par un travail fécond, par une paix profonde ;
De l'austère équité donnons l'exemple au monde,
Ce siècle en a besoin. Il hésite, il attend,
Parmi ses devanciers il faut qu'il prenne rang ;
Il faut qu'il soit plus grand, il faut qu'il soit plus juste,
Qu'il sache mériter le nom de siècle auguste !
Par les sciences, par les arts, par la vertu,
Qu'il montre qu'il n'est pas dans l'ornière abattu.
C'est notre siècle à tous ! Ce sera notre ouvrage.
Mettons tout notre esprit, et tout notre courage
A le faire plus sage, à le rendre meilleur.
Que des siècles passés il soit le rédempteur !
C'est le but, ô mon siècle, où ton labeur doit tendre !
L'humanité t'appelle, et se lasse d'attendre.
Marche en avant ! plus loin que tous ! meilleur que tous !

Songe que l'avenir doit s'inspirer de nous ;
Qu'il recevra, les yeux fermés, notre héritage,
Et qu'il sera plus beau, si ce siècle est plus sage ;
S'il jette la lumière, et s'il répand l'amour,
Si Dieu dit : « Maintenant, la nuit fait place au jour ! »

Va donc ! — et suis la route ouverte à ton génie ;
Ne crains pas d'avancer, car elle est infinie :
Elle n'a pas de borne, et n'a pas de milieu.
Elle croît en tous temps, elle passe en tout lieu,
Unissant l'homme à Dieu, dans la nature immense
Dont le travail fécond sans cesse recommence.
Ainsi, renouvelons comme elle nos efforts,
Soyons meilleurs, soyons plus grands, soyons plus forts !
Faisons à notre époque un horizon plus large,
Diminuons les maux, diminuons la charge
Qui fait tendre l'épaule au pauvre humble et courbé.
Que l'homme ne soit plus par la lutte absorbé ;
Qu'il n'appartienne plus à l'inerte matière ;
Qu'il soit l'Esprit ayant la Chose pour litière !
Qu'il règne en souverain sur le monde féal,
Et lève, fièrement, ses yeux vers l'Idéal !

Il n'est plus temps de dire à la foule docile :
« Le labeur est ingrat, la tâche est difficile,
« Nos pères l'ont tentée, et n'ont pas réussi. »
Nos pères furent grands, nous grandirons aussi !

Dieu nous aide, et peut-être atteindrons-nous encore
Jusqu'au couchant du jour dont ils ont vu l'aurore.

Le couchant, mais non pas le déclin ; — nos enfants,
Libres et fiers, auront des destins triomphants :
Ils accompliront l'œuvre auguste et plus qu'humaine,
De briser tout lien, de rompre toute chaîne ;
D'éclairer par l'amour humain, foyer qui luit,
Les ombres qui nous font croire encore à la nuit.

Donc, malgré les tourments que nous cause le doute,
Et les difficultés sans nombre de la route,
Malgré l'ombre indécise attachée à nos pas,
Marchons ! n'hésitons pas ! ne désespérons pas !
Marchons vers l'Avenir, tentons les grandes choses.
Qu'importe si le temps dans ses métamorphoses
Fait avorter le fruit dont nous voyons la fleur,
Et dispute aux sillons le grain du laboureur ?
Qu'importe ? Nous aurons semé dans notre époque
Les germes du Progrès que le penseur invoque.
Nous aurons labouré tes champs, ô Vérité,
Avec le fier hoyau qu'on nomme Liberté !
Nous aurons appelé la conscience humaine
A juger du Passé la légende incertaine,
A secouer sur l'homme et sur Dieu son flambeau ;
A jeter la lumière éclatante du Beau,
Du Bon, du Vrai, du Bien, sur la nouvelle page
Que l'homme aussi voudrait écrire à son image ;

Afin de faire voir à la Divinité
Que son souffle l'atteint bien par quelque côté,
Qu'il n'a pas oublié de quelle âme il tient l'Être,
Et qu'il veut être aussi grand que l'homme peut l'être ! —

Mai 1864.

LA PLATE-FORME DU PANTHÉON

Oui, tous ces chapiteaux, toutes ces colonnades,
Ces voûtes, ces piliers, ces frontons, ces arcades,
Ces escaliers de marbre, et ces tours de granit,
Ces grands dômes muets dont l'art s'enorgueillit ;
Ces cintres évasés, ces splendides coupoles,
Ces beaux arcs remplissant l'air de leurs paraboles,
Ces gothiques vitraux, ces trèfles africains,
Ces bas-reliefs tordant leurs groupes incertains :
Monstres entrelacés au pied des grandes œuvres

Comme un essaim glissant de rampantes couleuvres,
Essayant d'étouffer sous leurs anneaux confus
Le tronc qui doit donner la vie aux bois touffus ;
Eh bien, oui ! ces arceaux, ces fresques, ces ogives,
Ces voûtes allongeant pour l'œil les perspectives,
Ces volutes grimpant au front des chapiteaux,
Ces rosaces que l'art ouvre avec ses ciseaux ;
Et comme des piliers de marbre, peu vêtues,
Sans vie et sans couleur, ces tranquilles statues,
Voilant l'éternité dans leurs yeux sans regards
Toujours ouverts, toujours mornes, toujours hagards !
Du cerveau d'un grand maître inutile effigie,
Ces monuments où l'art en deuil se réfugie,
Où l'on se réunit pour prier ou pleurer ;
Où c'est la mort, enfin, que l'on vient admirer !
Trônant sur un sublime et sombre catafalque,
Dont le plan primitif sur la douleur se calque :
Tout cela ne vaut pas dans la forêt qui rit
Un rayon caressant du soleil qu'on bénit,
Échauffant sous le lierre et l'aubépine blanche
Le nid du passereau sculpté sur une branche !

7 février 1864.

PARABOLE

Un jour, avec Judas, le Christ était à table.
Judas était chrétien, mais fort peu charitable.
Comme ils dînaient tous deux, un aveugle passait :
La rue était étroite, et le jour y baissait.
Les deux mains du vieillard s'égaraient dans le vide ;
Il trébuchait souvent, car il était sans guide,
Et n'avait pour soutien qu'un bâton de bois blanc.
Voyant ce vieux ainsi débile et chancelant,

Jésus dit à Judas, dont la bouche était pleine :
« Va prendre par la main cet aveugle et l'amène.

« Ma foi! non, dit Judas. Me prend-on pour un chien?
« Cet homme est vieux, d'ailleurs, et n'a besoin de rien.
« Au surplus, il mendie; et c'est peu méritoire
« De secourir un vieux qui n'est qu'une mâchoire,
« Et dont l'œil ne pourrait distinguer seulement
« Le denier du sesterce et l'orge du froment! »

« La charité de tous les maux est le remède.
« Plus on est malheureux, plus on a besoin d'aide.
« Va toujours! dit Jésus. Au royaume des cieux
« Chaque bonne action donne un fruit précieux :
« On y gagne la gloire en aidant la misère.
« Va! Cela te sera rendu là par mon père. »

« Ma foi! non, dit Judas. Ce vieux, dans son taudis,
« N'a, je crois, rien à faire avec le Paradis;
« S'il fallait se charger de tous les misérables,
« Où donc en serait-on? Ils sont insatiables!
« Ce n'est pas un morceau de pain qu'il leur faudrait,
« Des temples de Juda tout l'or y passerait!
« Ce vieux qui montre là ses prunelles rougies,
« Sans doute a tout perdu, la nuit, dans les orgies;
« C'est un dissipateur, jadis un publicain;
« Seigneur, ne mêlez pas l'ivraie et le bon grain :
« Réservez vos bienfaits, Maître, pour de plus dignes,

« On reconnaît le pauvre, honnête, à d'autres signes,
« Il cache, autant qu'il peut, les trous de son manteau ;
« Mais celui-ci vous porte, au col, un écriteau !
« Quand il crie, on croirait, en vérité, qu'il beugle...
« Judas ne se fera pas le chien d'un aveugle !...

« Alors, lui répondit le Christ, ce sera moi. »

Il s'approcha du vieux comme on ferait d'un roi,
Et, lui prenant la main, le fit asseoir à table.

Judas, rougissant, dit : « Mon Maître est charitable ! »

Or, l'aveugle qu'ainsi Dieu menait par la main
Devant le noir Judas, c'était le genre humain !

Novembre 1863

A QUELQU'UN

La rose a de l'éclat, le lis a du parfum ;
L'œillet a la fraîcheur qui sied à la jeunesse ;
Mais au lis, à la rose, à l'œillet rouge ou brun,
Je préfère la fleur de l'âme : la tendresse.

Août 1864.

PATRE ET SOLDAT

AU GÉNÉRAL DUPOUEY

I

A l'heure où le soleil sous l'horizon penchant
De splendides clartés inonde le couchant;
A l'heure où l'ombre fuit des coteaux qui s'effacent,
Où l'œil doute, surpris par les formes qui passent,

Et ne reconnaît plus l'homme à ses traits douteux ;
Où le jour, indécis comme un pauvre honteux,
Dans le pli des vallons calmes se dissimule
Et fait, lentement, place au pâle crépuscule :
Sur un chemin creusé dans un ravin pierreux,
Marchaient mille soldats, épars, les pieds poudreux ;
Leurs shakos bosselant le havre-sac difforme,
Ils portaient fièrement des lambeaux d'uniforme.
Ils allaient soulevant un hourrah général.
« Regardez donc si c'est le petit caporal, »
Disaient les laboureurs, accoudés sur leurs gerbes,
« Qui fait sur ces pieds nus marcher ces fronts superbes? »

Un général suivait, poudreux, mais rayonnant. —
La main droite en écharpe, et de l'autre, tenant
Par la bride un coursier au frein blanchi d'écume.
A peine à son chapeau restait-il une plume
Que la poudre n'eût point noircie, et que le feu
De ronger à moitié ne se fût fait un jeu.
Il souriait, pensant : le monde n'a qu'un maître!
Il était grave et calme, un peu pensif, peut-être. —

II

C'étaient des artilleurs en modeste habit bleu.
Ce que d'un régiment la volonté de Dieu

Avait voulu garder pour des luttes nouvelles.
La plupart des chevaux n'avaient ni mors, ni selles;
Leurs crinières faisaient envie aux bois touffus;
Les canons tout rouillés grondaient sur leurs affûts;
Les gens à pied suivaient ceux à cheval — fidèles; —
La gloire, en ces temps-là, pouvait donner des ailes,
Et l'on voyait souvent, sans veste ni souliers,
Un maigre fantassin valoir deux cavaliers.

La nuit tombait, faisant blanchir la route grise.
L'air était radieux : on entendait la brise
Frémir, en caressant les arbres du chemin.
La nuit pensive au jour brillant donnait la main,
Et, riant d'égarer le voyageur crédule,
L'embrassait, aux lueurs vagues du crépuscule.

A quelques pas devant la troupe, à pas pressés
S'enfuyait un troupeau de moutons, dispersés
Par le bruit que faisaient les canons sur la route.
Les artilleurs riaient, criant : « Belle déroute!
« On croirait à les voir que ce sont des Prussiens,
« Des Russes, des Anglais, ou ces lourds Autrichiens,
« Élevés par Wurmser pour fuir à Montenotte,
« En laissant l'Empereur chausser la grande botte!
« Combien se sont enfuis, de nos triomphes las,
« Rien qu'à nous voir passer ainsi, fiers, l'arme au bras! »

Un chien suivait. Jamais un loup ne se hasarde

A railler de tels chiens. C'était la vieille garde
Du pâtre, et le mentor de son troupeau poudreux.
Quand ce fier animal, au fond du chemin creux,
Vit qu'on jetait partout ses moutons en désordre,
Il courut aux affûts lourds, et voulait les mordre.
« Sancho ! dit le berger à son chien furieux,
« Sancho ! laissez passer ces canons glorieux ! »

Le chien se tut, docile à cette voix sévère.

III

« Cet homme parle ainsi qu'aurait parlé mon père, »
Dit le vieux général, soulevant son chapeau.
« Nous avons, tous les deux, à conduire un troupeau ;
« Seulement, l'un augmente, et l'autre diminue
« Chaque jour ; et l'un fait d'herbes la plaine nue,
« Quand l'autre de soldats dépeuple les cités.
« Providence divine ! urne où les sorts jetés
« Sans nom et sans couleur croissent brillants ou sombres ;
« Vestiaire où Dieu fait prendre une forme aux nombres ;
« Où l'âme va, sans choix, d'un mouvement subit,
« De la main du Destin accepter un habit ;
« J'étais, comme cet homme obscur, le fils d'un pâtre,
« Mon père se chauffait, le soir, au coin de l'âtre,

« En caressant un chien pareil à celui-là :
« Roux, rogue, ayant au front la tache que voilà !

« Depuis ce temps mon père est mort, ma mère est morte.
« Tous les maux sont venus se heurter à ma porte.
« Ma sœur, ange du ciel, qui lisait chaque nuit
« Nos bulletins remplis de fumée et de bruit;
« Échos lointains des deuils expirants dans la gloire,
« Blocs informes jetés au moule de l'histoire;
« Prose que dictait l'aigle aux plumes des héros!
« Ma sœur, les yeux noyés de larmes, le cœur gros,
« L'âme pleine de doute, et d'orgueil, et de fièvre,
« Cherchait parmi les noms étrangers à sa lèvre
« Des prisonniers, des morts, des mourants, des blessés,
« Si le nom de son frère allait crier : assez!
« Et jeter à ses pleurs qu'arrache l'égoïsme
« La consolation sombre de l'héroïsme !

« Ou, si l'amant choisi, dès l'aube, par son cœur,
« Ennobli dans la lutte, et de la mort vainqueur,
« Bientôt, ceint des lauriers que la gloire dispense,
« Viendrait à ses genoux chercher sa récompense.

« Ma sœur, douce colombe éprise du ramier,
« Un matin, éperdue et glacée, au premier
« S'arrêta, l'œil fixé sur la funèbre page;
« C'était bien lui ! — laissant pour unique héritage
« Une croix, que la mère avare de ce fils

« Dans sa chambre a clouée aux pieds d'un crucifix !

« C'était un brave ! un cœur sourd aux lâches alarmes ;

« Un vaillant compagnon, — mon noble frère d'armes !

« Je le pleurai. Ma sœur en mourut. Pauvre enfant !

« Je dus m'en consoler, — car il en mourait tant ! —

IV

« Napoléon, chassant les Mamelouks rapides,

« Gravait le nom Français au front des Pyramides.

« J'eus là ma part de gloire, avec ma part de deuil,

« On me fit colonel... Mais l'âge est un écueil

« Que ne peut éviter le plus sage pilote,

« Vers lequel l'avenir un jour dérive et flotte ;

« Cédant aux visions d'un mirage trop beau

« Pour se briser, — heurtant les pierres du tombeau !

« Or, l'âge accumulait sur moi les ans rapides,

« Je vieillissais. Mon cœur seul n'avait pas de rides.

« Pour me récompenser de quelques traits hardis,

« On me fit général, — la veille d'Austerlitz ! —

« C'était beau. Mais ce fut la fin de l'épopée,

« Et le dernier fleuron dont s'orna mon épée ;

« Mon habit s'étoila de quatre croix d'honneur,

« Car la gloire fleurit quand se fane le cœur.

« Ah! l'amour vaut bien mieux que la gloire inféconde!
« Que peut faire un vieillard qui reste seul au monde,
« Lorsque sa tête est nue, et que son œil glacé
« En vain cherche à saisir les ombres du passé?

« Ah! qu'importe son rang, s'il a rempli sa tâche!
« Si son nom respecté n'est pas le nom d'un lâche;
« S'il a de beaux enfants pour orner son foyer;
« Un vieux chien qu'il caresse, ou qu'il fait aboyer;
« Et, le soir, pour charmer ses loisirs, un bon livre,
« Dans lequel, un instant, le cœur se sent revivre;
« Où notre oreille entend comme une douce voix
« Qui murmure, en tremblant, les songes d'autrefois!
« Et puis, quelques arpents de terre; une humble vigne
« Que de tailler sa main seule peut être digne;
« Quelques voisins choisis, qui ne soient point jaloux!
« En vérité, ton sort, ô pâtre, est bien plus doux
« Que le mien. Peu d'ennuis; point de peines cruelles.
« La paix, ange aux doux yeux, te couvre de ses ailes;
« Ta poitrine est ouverte aux brises du matin;
« Et le soir, confiant ta porte à ce mâtin,
« Quand la lune apparaît, rouge, à travers les branches,
« Tu t'endors, en rêvant des belles brebis blanches! »

Ainsi parlait le vieux général en marchant.
Les paysans disaient : « Comme il a l'air méchant!
« Il gronde comme un chat près d'une souricière.
« Certe, il ne ferait pas bon lui rompre en visière! »

Les coteaux couverts d'ombre écoutaient, tout pensifs;
Nul n'entendait siffler les merles attentifs.

V

A ce moment, rentré dans son humble chaumière,
De son pâle foyer attisant la lumière,
Le pâtre, méprisant l'aube et l'air matinal,
Les poings serrés, disait : « Si j'étais général! »

Septembre 1863.

A MADAME ***

J'étais Renaud, et vous fûtes Armide;
J'étais Ulysse, et vous fûtes Circé;
J'étais sincère, et vous fûtes perfide :
Vous fûtes sage, et je fus insensé.

Le temps n'est plus de mes songes sublimes,
Le temps n'est plus de mes jeunes amours;
Madame, allez chercher d'autres victimes,
Madame, allez dire à d'autres : toujours!

Car votre cœur, plein de fausses promesses,
Car votre cœur, ce fourbe, n'a qu'un nom :
Un nom qui trompe, ainsi que vos caresses,
Un nom qui change, et c'est Caméléon !

17 mars 1864.

LA CHASSE DU PAGE

LÉGENDE

AU DUC DE MARMIER

> Young Juan now was sixteen years of age
> Tall, handsome, slender, but well knit.
>
> (Byron.)

I

La chasse au bois se précipite,
Chasseurs et chiens font rage et bruit;
Sus! le piqueur a mis en fuite
Un marcassin qu'un limier suit.

Ils courent, volent : bois et plaines
Disparaissent derrière eux;
•Sans se mirer dans les fontaines,
Sans s'arrêter aux buissons creux.

Ils laissent bourdonner l'abeille,
Ils laissent le merle siffler,
Le vanneur emplir sa corbeille,
Les bœufs paître, l'agneau bêler.

C'est le seigneur baron qui mène
Ses gens d'armes à l'hallali :
Ainsi Ménélas, loin d'Hélène,
Cherchait la fatigue et l'oubli.

Le seigneur baron est à plaindre,
Le seigneur baron a failli,
Par son épouse, il le doit craindre,
Pour son beau page être trahi!

Il porte avec lui son épée,
Son lourd épieu de louvetier;
Il pense à sa valeur trompée,
Aux bois noirs, à l'étroit sentier.

Son front large et sombre se plisse;
Son pied se tord sur l'étrier;
Sa barbe grise se hérisse,
A chaque bond du destrier!

« Est-il réel, est-il possible?
« Est-ce songe, ou bien feu follet?
« Mon vieil écusson pris pour cible,
« Par l'arc d'un naïf bachelet!

« Moi l'honneur, l'orgueil de ma race,
« Le rempart de la chrétienté;
« Moi, qui combattais sans cuirasse
« Les Turcs, aux jours de mon été!

« Moi, qui n'ai connu de ma vie
« La crainte, au front bas et rampant;
« La molle paresse, l'envie,
« Qui parle en langue de serpent;

« Moi, dont l'âme se tenait droite,
« Ainsi qu'une tour à créneaux;
« Moi, que la fourberie adroite
« N'a jamais pris dans ses panneaux;

« Moi, dont l'armure était pesante,
« Comme vingt mille écus tournois;
« Moi, qui de ma selle géante,
« Comme un corbeau battant les noix,

« Perçais cavaliers et montures,
« Au sein des épais bataillons;
« Moi, dont les coups sur les armures,
« Tombaient plus drus que les grêlons;

« Moi, qui ne buvais qu'à plein verre,
« Et souvent vidais d'un seul trait
« Ma grande botte à l'écuyère,
« Qu'un page à peine remplirait;

« Moi, dont le cœur était de flamme,
« Le front superbe et triomphant;
« Je suis trompé par une femme!
« Je suis trompé par un enfant! »

Le cor sonne dans le bois sombre,
Où maint chevreuil pour daim est pris.
Des flocons de neige sans nombre
Du bois noir font les arbres gris!

II

« A quoi servent donc, sur la terre,
« Les longs combats, les durs travaux,
« La lance, ou le court cimeterre,
« L'écume au poitrail des chevaux?

« A quoi servent les coups d'épée,
« Les casques au brillant cimier,
« Et la terre de sang trempée,
« La gloire faite de fumier?

« A quoi servent aussi les flammes,
« Que dardent les yeux des guerriers?
« A quoi servent les oriflammes?
« A quoi servent les boucliers?

« A quoi servira donc maint siége,
« Que termine un rapide assaut,
« Où l'ennemi qu'on prend au piége,
« Tremblant, se réveille en sursaut?

« A quoi sert de crier : Montjoie!
« D'invoquer le grand Saint-Denis;
« D'être aigle, et d'atteindre sa proie,
« D'être des fiers combats épris?

« A quoi sert de défendre Rome,
« De la croix d'être le soutien;
« Pour le Christ, de combattre en homme,
« D'être un noble baron chrétien?

« A quoi donc servent les tours sombres,
« Les fiers remparts, les arsenaux;
« L'archer, dont l'œil perçant les ombres
« Veille du haut des noirs créneaux?

« Que sert, hélas, poids qui m'accable!
« Mon écusson écartelé;
« Et mes deux léopards de sable,
« Sur un château démantelé?

« Que sert, sur un fond de sinople,
« Ma belle nef voyageant,
« Que guident vers Constantinople,
« Trois dauphins au ventre d'argent?

« A quoi servent mes armoiries,
« Mes prouesses de paladin :
« Ton turban vert, tes pierreries,
« Ta noire jument, Saladin?

« A quoi servent donc mes gens d'armes,
« Et mes grands lévriers danois;
« Mon chapelain, prieur des carmes,
« Qui confesse à table, parfois?

« A quoi me servent tous mes reîtres,
« Mes intendants et mes baillis;
« Escrocs fieffés, doublés de traîtres,
« Du manant fort mal accueillis?

« A quoi servent tous mes trophées,
« Mon casque d'or, digne d'un roi?
« Il semblait que la main des fées,
« Seule, eût pu le sculpter pour moi!

« A quoi sert ma jeunesse altière,
« Les souvenirs de mon printemps?
« Les noirs cyprès du cimetière
« Étaient verts quand j'avais vingt ans!

« En vain, hélas! mainte victoire
« M'a fait baron, m'a fait seigneur;
« Si, jeune ayant conquis la gloire,
« Vieux, je devais perdre l'honneur! »

Le cor sonne dans le bois sombre,
Taïaut! les chiens!... Le cerf est pris...
Des flocons de neige sans nombre
Du bois noir font les arbres gris!

III

« Non, non, cela n'est pas possible!
« Non, mon honneur saigne outragé!
« Mon vieil écusson pris pour cible,
« Mon écusson sera vengé!

« Ai-je forcé madame Irène
« A venir loger sous mon toit?
« A moins d'être princesse ou reine,
« Qui peut s'y trouver à l'étroit?

« Quand Irène était damoiselle,
« Son vieux père était mon ami;
« J'eus charge de veiller sur elle;
« Depuis ce jour j'ai mal dormi.

« Amour parfois nous rend crédule,
« Et je la pris pour femme, au lieu
« De lui donner une cellule
« Dans un couvent, pour prier Dieu !

« Petit oiseau se plaît en cage,
« Aime à s'abriter sous un toit;
« Irène promit d'être sage,
« Quand je lui mis ma bague au doigt.

« Je lui donnai trois robes, l'une
« En satin vert, l'autre en brocart,
« La troisième en velours ; aucune
« Ne fut tissée avec plus d'art!

« Je lui donnai des bas de soie,
« Un diadème éblouissant,
« Qu'une reine eût mis avec joie,
« De rubis montés en croissant !

« Je lui fis, en grand équipage,
« Chercher quatre dames d'honneur,
« Pour lui porter la queue; — un page,
« — Six musiciens, un veneur !

« Je fis bâtir une chapelle,
« En belles pierres de granit;
« Le Saint-Père en vit le modèle,
« Un saint évêque la bénit!

« Elle eut un splendide oratoire,
« Pavé de marbre noir et blanc ;
« Avec un bon Jésus d'ivoire,
« Qui pleure des larmes de sang !

« Rien n'était assez beau pour celle
« Que de tout mon cœur j'adorais ;
« La sainte Vierge était moins belle ;
« Les boutons de rose, moins frais.

« Nous eûmes des noces royales ;
« Pendant dix jours on régala :
« Vingt barons, cinq têtes ducales,
« Trois pairs, en habit de gala !

« Chaque jour, venaient, sous escorte,
« De fiers voisins dîner chez moi ;
« Je mis les voisins à la porte :
« Chacun pour soi, chacun chez soi !

« Mais tout labeur est inutile,
« Quand le sort nous jette un défi ;
« Pour briser mon bonheur fragile,
« Un page débile a suffi !

« Un page !... Ah ! j'en pleure de honte,
« Un enfant, presque un avorton !...
« Que n'est-il pair de France, ou comte,
« Avec de la barbe au menton ?...

« Alors, alors, par Notre-Dame,
« Par tous les saints du paradis;
« Par ce front que l'ombre réclame,
« Par le roi qui règne à Paris!

« Avec le grain qu'au vent disperse
« Le rude battant du fléau,
« L'aube verrait passer ma herse
« Sur les ruines de son château! »

Le cor sonne dans le bois sombre,
C'est quelque vieux cerf aux abois;
Le gentil page rêve à l'ombre
De l'érable, au milieu des bois!

IV

Son front est pur comme l'aurore,
Son œil est plus doux que le miel;
Sa joue est le lis près d'éclore,
Son frais sourire, l'arc-en-ciel.

Sa taille mince est plus flexible
Que la tige du coudrier;
Il ne sait lire que la Bible,
Il n'a pour faucon qu'un ramier.

L'arc que soutient sa main légère,
En ébène du plus beau bois,
Lui paraît une arme étrangère ;
Les flèches dorment au carquois.

C'est l'amour en habit de page,
C'est le gracieux Cupidon :
Sa toque qu'une plume ombrage,
De madame Irène est un don.

Rêverie engendre tristesse,
Ainsi que solitude, ennui ;
Il faut aux fleurs de la jeunesse
Le soleil des regards d'autrui.

Ainsi pense le page austère,
Hôte rêveur du bois obscur :
« Dois-je laisser ma vie amère
« Croître, ainsi qu'un if sous un mur ?

« Souvent on voit des tourterelles
« S'enfuir des créneaux de la tour ;
« Ne puis-je avoir aussi des ailes ?
« Ne puis-je voler à mon tour ?

« Qu'importe au vieux baron son page ?
« Qu'il cherche un autre damoiseau ;
« Je suis las de grandir en cage ;
« Je veux voler comme l'oiseau.

« C'est dit : Je pars. Adieu, patrie !
« Je m'en vais sans trop savoir où ;
« Comme un poulain de la prairie,
« Qui fuit, la bride sur le cou.

« Adieu ! solitaires allées,
« Vergers riants, et parcs touffus ;
« Adieu ! sombres tours crénelées ;
« Adieu ! je ne vous verrai plus !

« Adieu ! salle aux pesants trophées,
« Que parfois hantent les Esprits ;
« Où, la nuit, je rêvais des fées ;
« Où les faucons faisaient leurs nids !

« Adieu ! reîtres, adieu ! gens d'armes,
« Adieu ! grands lévriers danois ;
« Bon chapelain, prieur des carmes,
« Adieu ! pour la dernière fois !

« Adieu ! forêts, adieu ! prairies ;
« Ma toque n'a pas de fleuron ;
« Adieu ! je n'ai pas d'armoiries ;
« Adieu ! je ne suis pas baron !

« Adieu ! ma noble souveraine,
« Je ne puis vivre à vos genoux ;
« Madame la baronne Irène,
« Votre page n'est plus à vous !

« Si doux que soit votre servage,
« Et si tendres que soient vos yeux :
« Je ne puis toujours rester page,
« Devenir chevalier vaut mieux!

« Quand honneur parle, il faut le croire;
« D'amour je languissais pour vous;
« Je préfère aujourd'hui la gloire,
« Et des lauriers, seuls, suis jaloux!

« Malgré votre long cou de cygne,
« Vos mains blanches comme le lait;
« Même à l'âme d'un serf indigne,
« Quand honneur parle, amour se tait!

« Demain je prendrai pour demeure
« La selle d'un fier palefroi;
« Car je ne veux plus, à cette heure,
« Être page, même d'un roi!

« Je vais du côté de l'aurore,
« Chercher à l'horizon vermeil,
« Invoquant le Christ que j'adore,
« Un pur rayon de ce soleil

« Qui Noblesse à Bravoure donne,
« Fait lire les preux en blason;
« Pour m'en tresser une couronne,
« Et m'en dorer un écusson! »

Il dit. Pour bander l'arc sonore,
Un instant à peine a suffi ;
Il lance, en face de l'aurore,
Avec un geste de défi,

Une flèche longue, empennée,
Qui siffle, en frappant l'air meurtri,
Et vole, — étrange destinée, —
Percer son ramier favori !

Le cor sonne dans le bois sombre,
Où maint chevreuil pour daim est pris ;
Des flocons de neige sans nombre
Du bois noir font les arbres gris.

Novembre 1863.

QUESTION

Dans quel antre muet, sourd, obscur, effroyable,
Vulcain a-t-il forgé ta faux impitoyable,
Saturne? effroi du ciel dès qu'il t'eut enfanté,
Moissonneur abattant la gerbe éternité;
Qui parus avant l'aube et naquis avant l'heure;
Dans quelle inaccessible et sinistre demeure
A-t-il forgé l'airain qui brille dans ta main,
Toi qui fauches hier pour moissonner demain?

Les univers sont las de te servir de proie,
Les soleils d'éclairer ta route, sombre voie,
Où tout fruit assez mûr, où tout germe assez fort
Reçoit le noir baiser de tes lèvres, la mort !
Il est temps que cela finisse, et que la vie
Cesse d'alimenter ta faim inassouvie.
Tout est-il fait pour toi ? N'es-tu point fait pour tout ?
N'as-tu donc d'autre fin que de trancher partout
Ce fil mystérieux qu'on nomme l'existence,
Et l'être se doit-il tout à ta subsistance ?
Quoi ! les herbes des prés, la toison des brebis,
Les nids joyeux dormant à l'ombre des épis,
Les germes fécondant l'air, ou crevant la terre,
Ou se cachant sous l'ombre épaisse et salutaire,
Ou se mêlant aux flots sans nombre de la mer ;
Tout ce qui doit, tantôt doux, et tantôt amer,
Pour augmenter la vie, accroissant la souffrance,
Sucer un peu de lait à la mamelle immense,
Tout ce qui porte un nom, tout ce qui pousse un cri,
Les atomes auxquels le soleil a souri,
Dont un rayon d'amour anima la poussière ;
Tout ce qui sort de l'ombre, et monte à la lumière,
Et s'élance du corps pour atteindre à l'esprit,
Et fourmille dans l'encre avec laquelle écrit
Le doigt de Dieu traçant l'universel poëme,
Tout ce qui dit : j'existe ! et tout ce qui sent : j'aime !
Quel que soit son niveau, quel que soit son degré ;
Tout ce qu'une lueur de vie a pénétré,

Tout ce qui, né de rien, à l'être immense aspire,
Végète, croît, grandit, entend, espère, admire;
Tout ce qui tient sa place au tourbillon vivant,
Et gronde avec la foudre, et souffle avec le vent,
Tout cela doit-il être à ta faux implacable,
Ce qu'est au sablier morne le grain de sable?...

Octobre 1864.

RAYON DANS L'OMBRE

IBO.
(Victor Hugo).

I

Le temps fuit emportant mes attentes trompées ;
L'avenir menaçant se dresse devant moi,
Comme un rocher abrupt aux pentes escarpées,
Qu'on ne peut regarder sans un soudain effroi.

Le sommet est couvert de neiges éternelles ;
Au pied, coule un torrent qui ressemble au Léthé,
Pour atteindre au sommet, mes désirs n'ont plus d'ailes ;
Le torrent fait pâlir mon intrépidité.

Je ne suis plus celui qui bravait la tempête,
Et riait des éclairs orageux d'un ciel noir :
Les peines de la vie ont fait ployer ma tête,
L'inflexible destin m'a ravi maint espoir.

Où donc est le matin ? l'aurore radieuse,
Où mon cœur était pur, où mon âme avait foi ;
Où je parlais d'amour à la terre joyeuse,
Qui, de ses mille voix répondait : Aime-moi !

Où donc est le matin ? aurore de la vie,
Fleur aux mille parfums, aube aux mille couleurs ?
Qui t'a donc à mes yeux si brusquement ravie,
Flamme dont les rayons font battre tous les cœurs ?

Qui donc de l'Orient a refermé les portes ?
Qui donc a dissipé ce mirage enchanteur ?
Quelle main a cueilli ces fleurs de toutes sortes ?
Quelles lèvres ont bu l'enivrante liqueur ?

C'est ma main ! c'est mon front ! c'est ma lèvre et mon âme !
Qui t'ont cueillie, ô fleur, et m'ont désenchanté.
C'est ma lèvre qui but ton ambroisie en flamme,
Mon âme qui servit de coupe à la beauté !

Je suis le seul puni. Je suis le seul coupable.
Ma faute fut d'avoir cherché la vérité ;

Ma faute fut d'avoir un cœur inépuisable;
Ma faute fut d'avoir trop aimé la beauté!

Si, pareil à l'enfant qu'un miroir pur enchante,
Croyant qu'on peut toucher ton image, Idéal,
J'ai frappé du marteau la glace transparente
Pour trouver les secrets limpides du cristal :

Est-ce ma faute, ou bien celle de la nature ?
Est-ce ma faute, ou bien celle du Créateur ?
Si j'ai cherché trop près la divine figure,
Si j'ai brisé le masque, et n'ai point vu l'acteur ?

En vain la vérité nous brûle la paupière,
L'homme veut à ses feux allumer son esprit :
Comme le papillon qui vole à la lumière,
L'homme s'élance au vrai, s'y consume, y périt!

II

J'ai fait ainsi. J'ai dit : Qu'est-ce donc que l'aurore ?
Et j'ai d'un verre impie assombri le soleil.
J'ai, voilant les rayons dont l'aube se colore,
Vu noir le firmament qui me semblait vermeil.

J'ai vu les cieux profonds remplis d'astres énormes,
Accomplissant sans bruit leurs spirales sans fin ;
Des étoiles sans nom, des comètes informes,
Brillant ou s'éteignant suivant l'ordre divin.

J'ai vu l'Infini plein de vertige et d'abîmes,
Marchant à pas comptés vers un but inconnu,
Que voudrait deviner dans ses veilles sublimes
Un ver de terre armé d'un compas, faible et nu.

J'ai vu notre soleil, insaisissable atome,
Dont l'éclat comme un point perçait l'obscurité ;
Livide, s'éclipsant derrière un brin de chaume,
Paraître un ver luisant parmi l'immensité !

Et dans l'éther, ainsi que de blanches fumées,
Des groupes d'univers effrayants pour nos yeux ;
Des planètes que Dieu n'a point encor nommées ;
Des soleils allaitant l'immensité des cieux !

Plus haut ! l'œil impuissant s'obscurcit et s'égare.
Newton doute, Herschell croit ;—l'humanité pressent !...
N'est-il pas temps, Seigneur, que l'esprit saint déclare
Si le Dieu de la terre est un dieu tout-puissant ?

A quoi m'a-t-il servi d'interroger l'aurore,
Et de chercher au fond des cieux toujours sereins ?

Ne valait-il pas mieux qu'ignorant je l'adore,
Que de le discuter, un compas dans les mains ?

III

Plus bas — la terre en proie aux discordes rivales,
Les peuples et les rois luttant sans se briser ;
Et la guerre embouchant ses trompettes fatales,
Qui font couler le sang à flots, sans l'épuiser.

Des luttes, des efforts, des travaux, des problèmes,
L'Esprit captif cherchant s'il peut rompre ses fers ;
Titan qui vers l'Olympe entasse des systèmes
Qui croulent sous ses pieds, épars dans l'univers.

Le travail épuisant les pâles misérables ;
La misère étouffant le dieu dans son berceau ;
Jésus-Christ consolant les cœurs inconsolables ;
La mort courbant les fronts de tous, à son niveau.

L'homme, aveugle, tendant les bras à la fortune,
Qui trompe son attente et rit de ses efforts.
Le groupe des heureux que la foule importune,
Vain, souriant, sans cœur, sans honte et sans remords :

Vaincu par les plaisirs, vide dans l'abondance,
Au fond de chaque coupe où l'ivresse avait lui,
Au milieu de la joie et de l'insouciance,
Dans le sein du bonheur ne trouvant que l'ennui.

Les penseurs succombant sous le poids des problèmes,
Doutant même du jour qui les voit exister ;
La langue de l'impie éclatant en blasphèmes ;
Les meilleurs, quelquefois, prêts à se révolter.

Un joug de fer courbant la tête du génie ;
L'âpre nécessité criant par mille voix.
L'homme appelant le jour où la tâche est finie,
Et bramant sous le ciel comme un cerf aux abois !

Les dédains du puissant faisant germer la haine,
L'ambitieux armant le bras des factions ;
Les peuples et les rois liés par une chaîne
Que ne peuvent briser les révolutions.

Les générations, colonnes de l'histoire,
S'élevant, s'abaissant dans l'ombre tour à tour,
Laissant des noms écrits sur un linceul de gloire,
Que la lime du temps ronge et mord chaque jour.

Nos Panthéons bâtis sur un monceau de sable,
Nos travaux ignorés de l'avenir lointain ;

Notre langue cachant un sens indéchiffrable,
Verbe et lettre aujourd'hui, hiéroglyphe demain.

Et contre tant de maux, contre tant d'agonies,
Un désir tout-puissant que Dieu nous mit au cœur :
L'amour, qui fait vibrer toutes les harmonies,
Et triomphe du temps, toujours jeune et vainqueur !

IV

Voilà ce que j'ai lu dans le livre de vie,
Ouvert à tous les cœurs, écrit pour tous les yeux ;
Ce qui m'a fait pleurer l'illusion ravie,
Ce qui m'a fait douter de la bonté des dieux !

C'est un crime ! — Il ne faut pas sonder la nature,
Chercher le sens caché des mots mystérieux ;
Interroger la foule ingrate qui murmure,
Ni plonger son esprit dans l'infini des cieux !

Car la nature enferme un sens inexplicable ;
Nul ne peut pénétrer les mots mystérieux :
La foule est l'océan qui gronde, insaisissable,
L'homme n'est pas encore un habitant des cieux.

Il faut qu'il croie. Aveugle, il faut qu'il s'humilie.
Que lui sert de chercher, puisqu'il ne peut trouver ?
Que lui sert de vider une coupe de lie?
Il veut en vain savoir, il ne peut que rêver.

Voilà pourquoi, mon Dieu, j'ai perdu l'espérance
De trouver ici-bas votre suprême loi ;
D'atteindre le bonheur, d'expliquer la souffrance,
Et par la vérité de remplacer la foi.

Votre main m'a formé, Seigneur, parmi les hommes
D'une argile sonore où vibrent tous les sons.
Vous savez que mon cœur, de la terre où nous sommes,
Sent toutes les douleurs, goûte tous les poisons.

Mais aussi vous savez, si vous êtes mon père,
Qu'ayant beaucoup souffert je n'ai pas murmuré ;
Que j'ai pleuré d'amour, et non pas de colère,
Et que sans le vouloir je me suis égaré.

Vous savez mes tourments, mes travaux et mes veilles,
Le bien que j'ai cherché, le mal que j'ai trouvé ;
Et que j'ai travaillé comme font les abeilles,
Sans récolter le miel que j'avais réservé.

Vous savez le secret de mes nuits d'insomnie,
Et pourquoi j'ai penché mon front désespéré,

Ne pouvant pas atteindre à la source infinie
Du breuvage divin dont je suis altéré.

Vous savez que l'amour de la science austère
De ma forte jeunesse a fait pâlir la fleur ;
Vous savez que mon front s'est penché vers la terre,
Mon oreille écoutant s'il lui battait un cœur !

Et vers le ciel, dardant mille langues de flamme,
Ainsi qu'un feu chassé par les bises d'hiver,
Vous avez pu d'en haut voir osciller mon âme,
Qui s'élançait à vous comme un fleuve à la mer !

V

Voilà pourquoi j'espère. Au fort de la tourmente,
L'arbre de mes désirs n'est pas déraciné ;
Mon œil fixe toujours la porte flamboyante,
Qu'à rouvrir devant nous le temps est destiné.

J'attendrai. — Bannissant la vague inquiétude,
Suivant le sentier qui devant moi s'est offert ;
Sans reculer d'un pas, ni changer d'attitude,
Je marcherai devant le ciel toujours ouvert ;

Et j'irai par les monts, les continents, les ondes,
Les déserts où jamais l'homme n'a pénétré ;
J'irai parmi les cieux, j'irai parmi les mondes,
Jusqu'au seuil de la porte où je vous trouverai !

Octobre 1864.

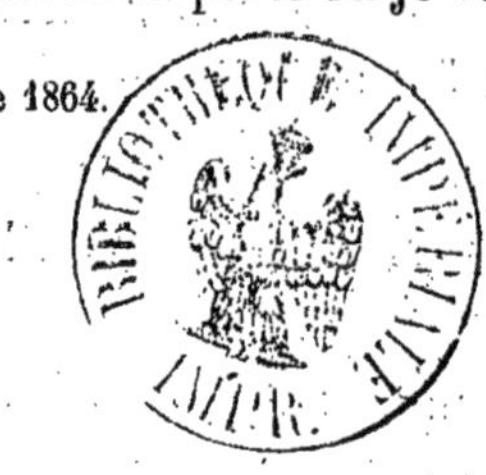

FIN

TABLE

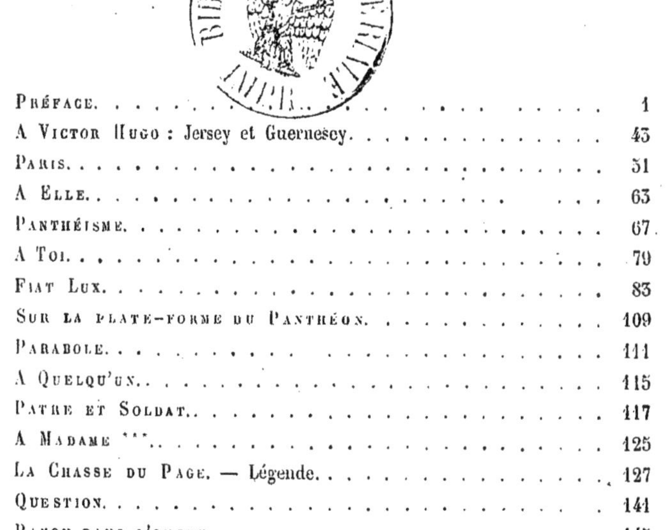

PARIS. — IMP. SIMON RAÇON ET COMP. RUE D'ERFURTH, 1

PARIS. — IMP. SIMON RAÇON ET COMP., RUE D'ERFURTH, 1.